AF347077

# Vieux Médecins
## Sarthois

PAR

## le Docteur Paul DELAUNAY

*Ancien interne des Hôpitaux de Paris*
*Membre de la Société française d'Histoire de la Médecine*
*et de la Société historique et archéologique du Maine*

### Première Série

JEAN DE L'ÉPINE — J. AUBERT — F. CUREAU DE LA CHAMBRE
B. DIEUXIVOYE — LA FONTAINE ET LES MÉDECINS : LA QUERELLE DU QUINQUINA
DE DIEUXIVOYE A BLÉGNY — L. MORIN — F. POUPART
LEPELLETIER DE LA SARTHE — DOMINIQUE PERRAULT DE LA TOUR
GUY PATIN ET JEAN BINETEAU

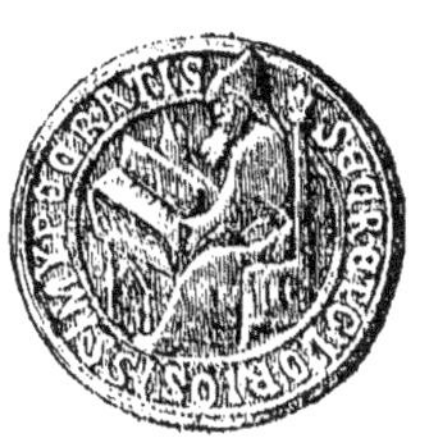

## PARIS
### HONORÉ CHAMPION
9, QUAI VOLTAIRE, 9

1906

Les 2ièmes et 3ièmes séries
ont été publiées hors collection
par un autre éditeur
Voir [8° T³ 199

# VIEUX MÉDECINS

## SARTHOIS

*DU MÊME AUTEUR :*

**Au pays d'Aron, note sur deux monuments méga-
lithiques** (Bulletin de la Commission historique et archéologique de la Mayenne, 1900).

**La pierre-levée de la Chablère, note sur un monu-
ment mégalithique de la commune d'Oisseau**
(*ibid.*, 1902).

**Vieux médecins mayennais, 1re série** : D. Tauvry,
G. Plançon, A. du Chemin, G. Bigot, Amb. Paré, Tan-
querel des Planches. 1 vol. in-8º, Paris, 1903.

**Vieux médecins mayennais, 2e série** : Barbeu du
Bourg, G. du Tronchay, Mellé, Béré, Allard, Paigis,
Plaichard-Choltière, Bucquet, Bodard de la Jacopière, le
monde médical mayennais pendant la Révolution, hygié-
nistes d'autrefois. 1 vol. in-8º. Laval, 1904.

**Le monde médical parisien au XVIIIe siècle**, 1 vol.
in-8º. Paris, 1906.

**Patrice Vauguion et ses mémoires.** (Revue historique
et archéologique du Maine, t. LIX, 1906).

**Vieux tombeaux, vieux cimetières.** (La Clinique,
Journal hebd. de méd. et de chir. pratiques, 27 avril 1906).

**La Mayenne révolutionnaire, notes et documents,**
1 vol. in-8. Laval, 1906.

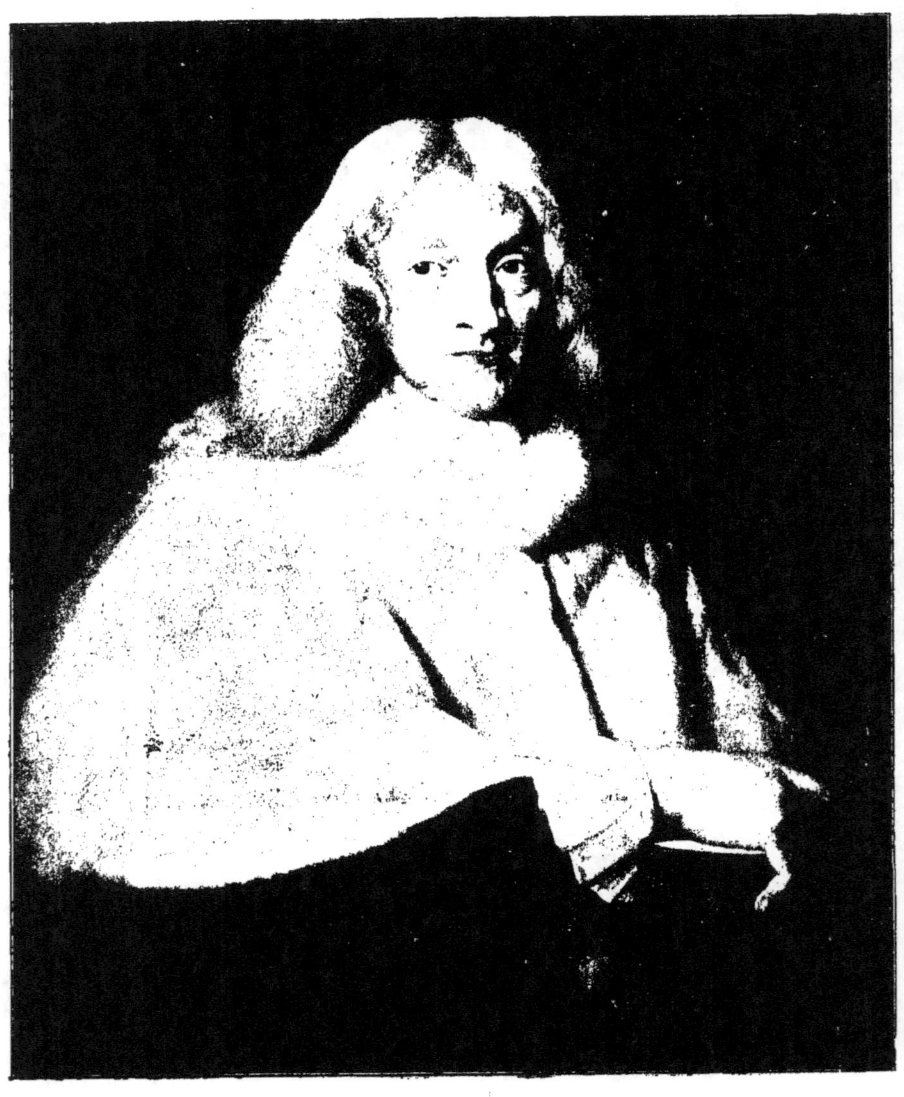

B. DIEUXIVOYE.

Bibliothèque historique de la France médicale

# Vieux Médecins
## Sarthois

PAR

### le Docteur Paul DELAUNAY

*Ancien interne des Hôpitaux de Paris*
*Membre de la Société française d'Histoire de la Médecine*
*et de la Société historique et archéologique du Maine*

**Première Série**

JEAN DE L'ÉPINE — J. AUBERT — F. CUREAU DE LA CHAMBRE
B. DIEUXIVOYE — LA FONTAINE ET LES MÉDECINS : LA QUERELLE DU QUINQUINA
DE DIEUXIVOYE A BLÉGNY — L. MORIN — F. POUPART
LEPELLETIER DE LA SARTHE — DOMINIQUE PEFFAULT DE LATOUR
GUY PATIN ET JEAN BINETEAU

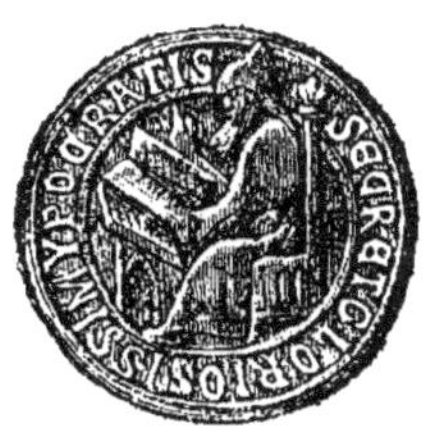

## PARIS

### HONORÉ CHAMPION
9, QUAI VOLTAIRE, 9

1906

N° 14

# AVANT-PROPOS

La *France Médicale* a bien voulu donner, en
1904, 1905 et 1906, l'hospitalité aux études qui
sont réunies dans ce volume, et dont quelques-
unes ont été communiquées à la Société française
d'Histoire de la Médecine. Il me faut remercier ici
M. le Dr Albert Prieur, qui m'a ouvert de si
bonne grâce les colonnes de sa Revue, MM. Prévost et Noé Legrand, M. le chanoine Ledru,
MM. Calendini, à l'obligeance desquels j'ai main-
tes fois recouru, et rendre hommage enfin à la
mémoire de M. Louis Brière, l'érudit manceau
auquel j'ai dû la communication de nombreux
documents de biographie locale.

Le Mans, juin 1906.

P. D.

*a*

# Les Manceaux et la médecine

I. — Il y avait en 1789 des législateurs qui rêvaient d'une
France nouvelle et découpaient gravement de jeunes
départements dans les vieilles provinces ; ils prirent
donc quelques lambeaux de la Normandie, du Perche,
du Vendômois, de la Touraine et de l'Anjou, les acco-
lèrent au haut Maine, en firent la Sarthe, et ce fut un
pays disparate où se confondirent plaines fertiles et
côteaux maigres, Alpilles pelées aux arêtes de porphyre
et noires sapinières étalées sur l'ocre des roussards,
vignobles et terres à froment, les falaises du Loir où le
vin doux chante au creux des caves et les vallons où
mûrissent les pommes à cidre avec le chanvre et le blé
noir.

Ainsi s'amalgamèrent des zônes variées et des races
différentes, et il n'y eut rien de changé : car dans cette
région, composite déjà, on ne relevait, au dire des auteurs, d'autre type ethnographique que celui du plai-
deur. Il est difficile de découvrir dans le pays manceau
des tendances morales, des caractères bien tranchés, et
du Nord au Midi les affinités sont aussi diverses qu'in-
décises. C'est au xvi° siècle et au début du xvii° que
l'on vit éclore dans la province sa plus belle floraison
littéraire et artistique, comme en témoignent les noms
des du Bellay, Mécènes de ce temps-là, de Lazare de
Baïf, de Nicolas Denisot, de Robert Garnier, du sculpteur Germain Pilon, de Racan (1).

II. — Quant aux médecins, ils sont légion : un vieil
écrivain observe que le Maine est un pays fertile en
médecins. Le premier que l'on puisse citer c'est ce Mar-

_____

(1) Racan est né le 5 février 1589, au château de Champmarin,
près d'Aubigné.

bode, Manceau, d'autres disent Angevin, qui fut évêque de Rennes à la fin du XIe et au début du XIIe siècle (1); il nous a laissé sur les pierres précieuses un
docte traité qui fut imprimé à Cologne en 1539 : *Mar-
bodæi Galli Cænomanensis de gemmarum lapidum-
que pretiosorum formis, naturis atque viribus eru-
ditum cum primis opusculum, sane quod utile cum
ad rei medicæ tum scripturæ sacræ cognitionem.*

On sait qu'au moyen âge, dans le Maine comme
ailleurs, la médecine était aux mains des clercs, et la
chirurgie abandonnée à des laïcs, car « *Ecclesia ab-
horret a sanguine* ».

Vers 1100, florissait en la ville du Mans le chanoine
médecin Ingelbald, dont le Martyrologe de l'Eglise
mancelle (2) commémore ainsi le souvenir à la date du
10 février : « *Sic obiit Ingelbaldus medicus, beati
Juliani canonicus qui confratribus suis canonicis
terram suam de Luciaco cum pratis donavit, cujus
anima gratuletur in bonis* (3). »

C'est probablement le même qui est cité dans le Livre
blanc, sous le nom de « *Engebaldus modicus (medicus ?)* (4). »

Parmi ses contemporains on relève le nom d'un certain Aubert, aussi clerc et médecin, qui mourut le 23[e]
jour de mai, vers 1100. « *Ipso die*, dit le Martyrologe (5), *obiit Aubertus medicus beati Juliani cano-*

---

(1) Mort en 1123. Voy. sur Marbode le *Dictionnaire* de Moreri.
Paris, 1759, t. VII, p. 190.

(2) Le *Martyrologium* de l'Eglise du Mans est conservé à la
bibliothèque de la ville du Mans, mss. n° 244, f°.

(3) *Martyrolog.*, f° 26, v°.

(4) *Chartularium insignis ecclesiæ Cenomanensis quod dicitur
Liber albus capituli* (Institut des provinces, 2e série, t. II. Le
Mans, Monnoyer, 1869), pièce CLXXII, p. 94.

(5) F° 69, r°. — On lit aussi dans le *Chartularium*, pièce
CCXXV, p. 133 (Quod capellani in tota ecclesia cenomanensi
possint celebrare missas quandocumque voluerint, Die 28 Apr. 1229):

*nicus, qui moriens confratribus suis canonicis par-*
*tem domus quam juxta claustrum emerat, dereliquit;*
*alteram vero partem capellano assignavit qui ad*
*altare beati Nicholai deserviret et in choro cum*
*ceteris clericis assiduè servicio interesset. Dedit*
*eciam eidem capellano dimidium arpennum vineæ ad*
*Passum et terram quendam ad Noenz et prata cum*
*nemusculo.*

> *Huic medico medicus cœlestis det medicamen*
> *Cœlitus assistens concio dicat amen.*

En octobre 1245, le Livre blanc fait encore mention
d'un certain « *Droco, dictus medicus* », bourgeois de
Bourg-le-Roi, « *de Burgo-Regis* » (1). Celui-là est un
laïc sans doute, mais voici venir en 1276 un clerc en la
personne de « *Magister Johannes, dictus medicus,
clericus, rector ecclesie de Lombronio* » (Lombron) (2).

Au xive siècle, parmi les médecins appelés au chevet
de Charles le fou, on retrouve aussi un ecclésiastique
manceau.

On sait que le roi, qui s'en allait guerroyer contre le
duc de Bretagne, fut frappé d'insolation et d'aliénation
mentale le 5 août 1392 dans la forêt du Mans. On le
ramena dans cette ville. « Six médecins ou physiciens,
dit M. l'abbé Ledru, soignèrent Charles VI pendant
son séjour au Mans du 5 août au 18 du même mois.
Leurs noms nous sont donnés par les Comptes d'Arnoul
Boucher: ils se nommaient Regnaut Fréron, Jean Durant, Mathieu Regnault, Jean de Monanteuil, Thomas
de Voyenne, Guillaume Touzé ou Le Touzé, chanoine
du Mans, et reçurent chacun la somme de 100 francs en

---

« *Concessimus eidem confratrie donationem capellanie Auberti medici ut de ea valeant ordinare libere et quiete.* »
(1) *Chartularium*, pièce CCCCLXXI, p. 290.
(2) *Ibid.*, p. 394, pièces DCXLII et DCXLIII.

récompense de leurs bons services (1). » Ce Guillaume le Touzé qui eut l'honneur d'approcher le royal malade était fils de Jean le Touzé et de Jeanne de Courbehier, et probablement originaire de Vimarcé au Bas-Maine. Clerc, « maistre en médecine », chanoine de St-Julien du Mans, il fut en outre nommé à la « chanoinnerie et prébende de St-Pierre-La-Cour » le 27 novembre 1384. « Le 7 août 1388, il se déclara homme lige du comte du Maine pour les choses qu'il tenait dans ledit comté, et il fonda son anniversaire à la Cathédrale en donnant au chapitre la tierce partie de la dîme de la paroisse de Vimarcé. » Ses grands-parents, son père et sa mère avaient été enterrés dans l'église de cette paroisse où l'on voit encore leur épitaphe (2).

Pour toute la période médiévale les documents d'histoire médicale mancelle sont assez rares ; M. le Dr Dubreuil-Chambardel a publié récemment un manuscrit de recettes thérapeutiques du xve siècle provenant des archives du Cogner (3).

Les recettes sont souvent fantaisistes : les moyens de diagnostic ne l'étaient pas moins. « Il y avait au Mans,

---

(1) « Maistre Regnault Fréron, premier phizicien du roi, maistre Jehan Durant, phizicien de monseigneur de Bourgoigne, maistre Mathieu Regnault, phizicien de monseigneur le duc d'Orléans, maistre Jehan de Montnanthueil, phizicien de madame d'Orléans, maistre Thomas de Voyenne, phizicien de monsieur le conte de Nevers, et maistre Guillaume Touzé, phizicien demeurant au Mans, ausquelz le roy notre dit sire a donné à chacun d'eux C fr. pour considéracion des bons et agréables services qu'ilz lui ont fait en le visitant en certaine maladie qu'il ot au Mans et des peines et travaux qu'ilz y ont euz, par mandement du roy notre dit sire donné le XXe jour d'aoust CCCIIIⁱⁱˣˣ et douze. » (Comptes d'Arnoul Boucher.)

(2) Voy. *La Folie de Charles VI*, par l'abbé Ledru, in *La Province du Maine*, t. V, 1897, pp. 169-173.

(3) *Un manuscrit médical du XVᵉ siècle d'origine mancelle*, par le Dr Dubreuil-Chambardel, in *La France médicale* des 10 et 25 mai 1905 ; *Bulletin de la Société française d'histoire de la médecine*, 1904, et tirage à part, 31 p. et 3 fac.-simile, Alph. Picard, Paris, s. d.

dit M. l'abbé Ledru, une chambre chargée d'examiner les misérables soupçonnés de méscllerie. Dépendant de l'officialité, elle était composée de barbiers, de clercs d'office, d'appariteurs et d'un greffier. Dans un local situé rue Dorée, annexe de la maladrerie de Saint-Lazare, on gardait une pierre de marbre, la pierre d'épreuve qui servait à reconnaître la maladie. Le patient était placé nu sur la pierre, mais l'opération réussissait difficilement en hiver s'il faut en croire un passage des registres de fabrique de Requeil : « En celuy an 1461, lit-on dans un de ceux-ci, Jehan Violleau le jeune et Quentin Fortin, procureurs, furent cittez d'office pour mener le fils Violleau, de Russeaux, au Mans pour estre esprouvé pour savoir s'il estoit ladre ou non et ne peut estre esprouvé pour ce qu'il estoit au temps d'iver, et fut enjoint aus dits procureurs le ramener en mars prouchain ensuyvant »... La pierre de marbre, la pierre d'épreuve du Mans était peut-être la *Pierre marmaride* signalée par Cotgrave, pierre provenant, croit-on, des carrières de Marmara, petite île de l'Asie (1).

III. — C'est à l'époque de la Renaissance que la province vit naître presque tous ceux qui s'illustrèrent sous l'égide des saints Luc, Côme ou Damien (2). Curieuse période que celle-là, ère d'internationalisme intellectuel, âge d'or des érudits, dont les esprits encyclopédiques frappés à la même empreinte scolastique, et

---

(1) Abbé A. Ledru, *Les Lépreux manceaux et la pierre d'épreuve*, in *La Province du Maine*, août 1895, pp. 226 et 227.

(2) Pierre Belon, né à Oisé en 1517, assassiné au bois de Boulogne, près de Paris, en 1564. — Jacques Peletier, né au Mans le 25 juillet 1517, mort à Paris en juillet ou août 1582. — Jean de l'Epine, mort au Mans (?) après 1550. — Mathurin Héret, né au Breil, près Connerré, au début du xvi⁰ s., mort au Mans en 1585. — René Martineau, né à Pontvallain en 1510, mort à Auxerre le 25 juin 1573. — Jacques Aubert, né dans le Bas Vendômois au début du xvi⁰ s. mort à Lausanne vers 1587.

parlant 'la même langue, communient d'un bout à l'autre de l'Europe dans l'amour de l'antiquité et le culte des bonnes lettres. Cela ne les empêchait point d'ailleurs d'échanger des injures homériques et doctes, d'allier à des enthousiasmes de lettrés, des haines de soudards et de fanatiques et de défendre leurs idées et leur foi aussi bien à coups de dague qu'à l'aide des syllogismes. Il faut voir dans la *Chronique* de Pierre Belon, licencié en médecine de la très salutaire Faculté de Paris, le récit de ses pérégrinations dans les Universités d'Allemagne, de ses promenades botaniques en compagnie du fameux Valerius Cordus, de ses missions traversées de disputes avec des huguenots, si violentes que les épées faillirent sortir du fourreau et que le voyageur se fit emprisonner par les prédicants génevois. Mais notre homme était un peu blasé sur les incidents de route, ayant jadis parcouru l'Asie et l'Afrique en naturaliste et en curieux, et il enrichit de tant de plantes rares, fruit de ses récoltes, les jardins de l'évêque du Mans René du Bellay, que le manoir épiscopal de Touvoie était renommé jusqu'en Allemagne ainsi qu'en témoigne Gesner. Cependant Jacques Peletier du Mans, l'ami de Bonav. des Périers, de Ronsard et de Joachim du Bellay, se révèle en poésie comme un précurseur des plus brillantes étoiles de la Pléiade, fréquente au Louvre chez Marguerite de Navarre, à Lyon chez Loyse Labbé la belle Cordière, ce qui ne l'empêche pas, au demeurant, de cultiver l'algèbre, de prétendre réformer l'orthographe et la prononciation françaises, et d'exercer l'art de guérir en Savoie, à Bordeaux et ailleurs, car il a pris sa licence en médecine à la Faculté de Paris la même année que Belon, vers 1558 (1).

---

(1) Voy. sur Peletier *L'Algèbre au XVIe siècle et Jacques Peletier du Mans*, par Marquet. *Bull. de la Soc. d'agric., sciences et arts de la Sarthe*, IIe série, t. XIV, Le Mans, 1873, pp. 201-

Ce sont d'extraordinaires cerveaux que ces érudits du xvi° siècle, à la fois philologues, poètes, mathématiciens, philosophes, astrologues, et médecins le reste du temps : et le bonhomme Jean de l'Epine qui fit construire au Mans la jolie maison d'*Adam et d'Eve* tire des horoscopes au profit de la reine de Navarre.

En ce temps-là, la Faculté de Paris compte sur ses bancs de nombreux Cénomans : François Laize, licencié en 1543; Jean Le Gay, promu docteur vers 1545, car il préside en 1546 comme régent la thèse de Simon de Bourges : *An natura morborum médicatrix? Aff.* Simon Bellanger, licencié en 1547; Denis Goujon en 1551; Jean de Launay qui prend le bonnet en 1569; leurs noms conservés dans l'ouvrage de M° H. Théodore Baron, voisinent avec celui de Mathurin Héret, du Breil, docteur de l'Ecole de Paris, qui occupe ses loisirs à traduire les *Problèmes d'Alexandre d'Aphrodisée, La vraye et brève histoire de la guerre de Troyes anciennement écrite en grec par Darès Phrygius,* et le *Banquet de Platon.* Héret regagna le Mans où il s'établit et s'éteignit vers 1585. A la même époque la parole de Simon Baudiche (1) attirait au Collège

---

210. — B. Hauréau, *Histoire littéraire du Maine,* Paris, 1876, t. IX.— *Œuvres poétiques de Jacques Peletier du Mans,* publiées d'après l'édition originale de 1547 par L. Séché, *avec une notice biographique, un commentaire et des notes,* par P. Laumònier, Paris (Revue de la Renaissance), 1904, XXXI — 192 pp. — *Un discours inconnu de Peletier du Mans,* par P. Laumonier, in Revue de la Renaissance, T. V, 1904, pp. 281-303. — *De Jacobi Peletarii cenomanensis (Jacques Peletier du Mans) arte poetica* (1555), (thèse de doct. ès lettres), par H. Chamard, Lille, 1900, VIII-96 p. in-8°. — H. Th. Baron, *Quæst. medic... series, Compend. medic. par. notitia,* p. 10.

(1) Simon Baudiche ou Baudichon (*Baldichius*) soutint en 1555 à la Faculté de Paris sous la présidence de Louis Duret la thèse suivante : *An ex suppressis hæmorrhoïdibus glabrities? Aff.* Probablement docteur en 1556, il professa la médecine au Collège Royal au moins dès 1568. Duval dit qu'il se démit de cette charge en 1577, ce qui est possible, car la chaire est occupée cette

Royal, où il professait la médecine, une foule d'auditeurs. Son compatriote René Martineau, après avoir brillé à la cour comme médecin des rois François II et Charles IX, alla finir ses jours à Auxerre à la suite de l'évêque François de Dinteville (1). Il y mourut paisible et honoré. Moins fortuné, le Vendômois Jacques Aubert, huguenot réfugié en Suisse, mangeait le pain de l'exil; il employait ses loisirs à échanger force invectives avec les alchimistes, et écrivait des brochures sur la peste, ce fléau qui avait inspiré au chirurgien manceau Pierre Chapelain un discours « *touchant le préseruatif de la peste* », Le Mans, 1551, signalé par La Croix du Maine et aujourd'hui perdu.

Au temps de Pierre Chapelain un certain Mathurin Tabouet, Manceau, maître ès arts, et licencié en médecine de la Faculté de Paris depuis 1526, quémandait, en sa qualité de clerc, tous les bénéfices ecclésiastiques qui lui semblaient bons à prendre, d'ailleurs avec assez peu de succès. Il finit par obtenir la cure de Saint-Aubin des Grois au Maine et ce maigre revenu joint à celui d'une chapelle de Saint-Pierre en l'église de Paris vint grossir de 1550 à 1559 les ressources que lui assurait son titre de médecin de l'Hôtel-Dieu de Paris. Nommé le 22 novembre 1536 il en visitait les malades une ou deux fois la semaine au prix de 40 livres tournois par an (2).

---

année-là par Jean Le Conte. « La Faculté l'a considéré comme un des plus habiles praticiens de son temps. » Jacques Charpentier le mentionne avec honneur dans un de ses discours latins contre Ramus. Henri de Monantcuil, plus tard, voulait qu'on suspendît le portrait de Baudiche dans la salle de médecine du Collège-Royal. Il mourut en 1584. Les registres de la Faculté où il prit ses degrés le disent Cénoman, d'autres, ajoute l'abbé Goujet, le veulent de Sens ou de ce diocèse « je ne sais sur quel fondement ». — Voy. Goujet, *Mém. historique et littéraire sur le Collège royal de France*, Paris, 1758, in-12, t. III, pp. 31-32.

(1) Voy. Léon Lemoine, *René Martineau, médecin manceau (1510-1573)*, in *Chronique de l'Ouest*, 1er juillet 1856, pp. 227-228.

(2) Voy. *Mathurin Tabouet, médecin et curé de Saint-Aubin-*

Il existe au musée du Mans une curieuse épitaphe gravée sur une plaque de cuivre et provenant très probablement d'une église de la ville. On y lit ces mots :

> Veux-tu scauoir, viateur, qui je suys ?
> Ie ne suys plus et plus estre ne puys,
> Que ie fays or soubz cette sépulture ?
> D'un corps poury ie donne aux vers pasture :
> Qui iay esté ? Pecheur sur tous viuaus
> Ian Pinconnet : De quel pais ? Du Mans.
> De quel estat ? D'estat de chirurgie :
> Ou est l'esprit ? las chasse telle enuye
> Car il n'assiert à l'homme vicieux
> De s'enquérir des saincts secretz des cieulx,
> C'est bien assez de cognoistre que l'âme,
> Du bon chrestien n'est morte soubz la lame,
> Mais se repose attendant l'heureux iour
> Qu'au premier corps elle face retour.
> Or qui ie suys ie t'ay faict apparoistre,
> Mais pour autant que ne puys te cognoistre,
> Pour estre enclos en ce lieu tenebreux,
> Ie te supply affin de vivre heureux
> Cognoys toy-mesme, et prie Dieu qu'il face
> Les morts et vifz iouir de paix et grâce.
>
> *Amen.*

Cette inscription funéraire est agrémentée de dessins variés : en haut, Dieu le père, et le Christ à sa droite, trônent au milieu des nuées, posant chacun une main sur les deux tables de la loi divine ; l'Esprit-Saint plane au-dessus du livre dans le ciel étoilé ; mais au bas de la plaque, est figuré le cadavre de Pinçonnet, gisant nu sur le sol, les poings croisés sur l'abdomen ; aux marges, une tête de mort ; aux angles, le laurier symbolique étale ses branches : il porte dans l'angle supé-

des-Grois, par A. Angot, in *La province du Maine* d'avril 1903, pp. 143-144. *Les Médecins de l'Hôtel-Dieu du XV<sup>e</sup> au XIX<sup>e</sup> siècle,* par A. Corlieu, in *La France médicale* du 10 juin 1898, p. 354.

rieur à gauche de la Trinité, un coq avec ces mots: *surtout vigilent;* à droite, une cigogne: *rechercheur de la santé.* En bas, veillent près du laurier un dragon *de seure garde,* et un lévrier *iusques au bout fidelle;* ces deux inscriptions s'enroulent autour du feuillage. Enfin on peut voir au fronton de l'ovale qui cerne l'inscription : *En l'honneur de la suprème Trinité et à l'heureuse mémoire de maistre Ian Pinconet les tristes parents ont mis cet épitaphe le 27 octob. 1573.* Auprès du cadavre on a gravé : *il trespassa en Dieu le premier jour d'aoust l'an MDLXXIII*(1).

Ainsi fut conservé le souvenir de Maître Jean Pinçonnet, chirurgien, qui vécut et mourut pieusement.

IV. — Il y eut encore de beaux jours pour la gloire de la province au temps de Louis XIII (2), car René Chartier, le célèbre éditeur d'Hippocrate, devint professeur au Collège royal et médecin ordinaire de Sa Majesté, dont Charles Bouvard fut le premier médecin. Ce Bouvard, enragé partisan de la saignée, était un docteur féru de poésie et qui fit des vers fort macabres ; c'est lui qui composa un poème intitulé: *Description de la maladie, de la mort et de la vie de Madame la Duchesse de Mercœur, décédée le 6 septembre 1625.* Paris, in-4°. Heureux les clients ainsi capables d'inspirer

<hr>

(1) Cette plaque funéraire a été décrite et étudiée par M. Anjubault: *Épitaphe de J. Pinçonnet, chirurgien du XVI<sup>e</sup> siècle, suivie d'une note historique et biographique.* Union de la Sarthe, 17 juin 1858.

(2) René Chartier, né à Montoire en Vendômois, en 1572 ou 1574, mort à Paris le 31 octobre 1654. — Charles Bouvard, né à Montoire en 1572, mort à Paris le 25 octobre 1658. — Marin Cureau de la Chambre, né en 1596 à Saint-Jean-d'Assé, mort à Paris le 29 novembre 1669. — François Cureau de la Chambre, né au Mans le 19 juillet 1630, mort à Paris le 25 mars 1680. — Louis Morin, né au Mans le 11 juillet 1635, mort à Paris le 1er mars 1715. — François Poupart, né au Mans en 1661, mort à Paris le 31 octobre 1709. — Bertin Dieuxivoye, né au Mans vers 1620, mort à Paris, le 2 mai 1710.

leur médecin (1) ! Quand vient le règne du Roi Soleil, ce sont encore des Manceaux qui tâtent le pouls du souverain et de sa famille, et M. Noël Eustache Péan du Chesnay faillit devenir premier médecin de S. M. « Médecin de M^me de Guise, duchesse d'Alençon, il fut appellé à la Cour pour être premier médecin de Monsieur, frère unique du roi Louis XIV. » Or, Vallot fut assez malade pour que l'on escomptât un moment l'ouverture de sa succession ; mais, écrivait M^me de Sévigné à M^me de Grignan le 27 février 1671, « rien ne dure cette année, pas même la mort de M. Vallot ; il se porte bien et au lieu d'être mort comme on me l'avoit dit, il a pris une pilule qui l'a ressuscité. Il a dit au Roi que le plus habile homme qu'il connût pour la médecine étoit M. du Chesnay du Mans. » Grâce à la malencontreuse résurrection de Vallot, Péan du Chesnay ne fut jamais que médecin du duc d'Orléans et emporta ce titre dans la tombe. Mais on voit, en revanche, figurer parmi les médecins ordinaires du Grand Roi Marin Cureau de la Chambre et son fils François Cureau, budgétivore convaincu à la remorque de Séguier. Sur ses vieux jours M. Cureau le père fréquentait, avec quelques beaux esprits, à Port-Royal, chez la spirituelle marquise de Sablé, qui jadis était venue promener dans son château des bords de la Sarthe des soucis et des vapeurs que M. de la Mesnardière, son médecin, ne calmait pas mieux aux champs qu'à Paris. La Mesnardière, qui n'était dans le Maine qu'un hôte de passage, eut un fauteuil à l'Académie française (2).

(1) Vers cette époque, M^r Antoine Suart, Cénoman, prend le bonnet à la Faculté de Paris (20 mars 1627. Thèse : *An ab ægro ? a sano ? contagium ?*)

(2) La Mesnardière, médecin au service de la Marquise de Sablé, habitait chez elle à Paris et à Sablé où il se trouvait en 1635. Il fut de l'Académie française et lecteur du Roi. Une légende apocryphe prétend que c'est à des pilules prescrites par lui que Scarron aurait dû la maladie qui le rendit impotent.(Voyez sur La

Marin Cureau fut aussi des Quarante (1). Deux de ses compatriotes siégèrent à l'Académie des sciences : Louis Morin et François Poupart, celui-ci docteur de Reims, celui-là docteur de cette Faculté de Paris qu'agitèrent les polémiques acharnées du Manceau Dieuxivoye contre le Dr Douté à propos du Silphium (1658-59) et contre Guy Patin touchant l'antimoine et le quinquina.

Maître Guy Patin était l'ennemi né des novateurs, et phlébotomiste sans scrupules, et c'est de quoi il disputa avec acrimonie contre Maître J. Bineteau, conseiller et médecin ordinaire du Roi, qui fit imprimer à La Flèche en 1656 par Gervais Laboe *La seignée reformée*, où les abus des « grands seigneurs » sont corrigés par « quantité de raisons naturelles et d'autoritez d'Hipocrate et de Galen ».

Patin était mort lorsqu'un autre Cénoman, René Chauvel, prit le bonnet à la Faculté de Paris le 30 décembre 1679 ; mais je pense qu'il ne renia point la saignée si chère au vieux maître défunt, à en juger par le titre de sa thèse (2).

----

Mesnardière V. Cousin, *Madame de Sablé*, Paris, 1865, pp. 56 et suiv. et appendice IX.)

(1) Sur Marin Cureau, voy. H. Chardon, *Les débuts au Mans de Marin Cureau de la Chambre. Bull. de la Soc. d'agric., sciences et arts de la Sarthe*, 1874. — *Marin et Pierre Cureau de la Chambre (1596-1693). Étude sur leur vie et leurs écrits* par R. Kerviler, Le Mans, 1877, in-8º. — *La santé est-elle contagieuse? M. Charpentier et le Sr de la Chambre*, par le Dr Michaut, *Chronique médicale* du 17 septembre 1904, nº 18, pp. 596-597. — *Mes vieux médecins*, par Alexis Bertrand, Lyon et Paris, 1905, pp. 99-139. — *Recherches sur les origines de l'enseignement de l'anatomie humaine et de l'anthropologie au Jardin des Plantes*, par E. T. Hamy, in *Nouvelles archives du Muséum*, 3º série. — *Note sur un médaillon de J.-B. Tuby représentant le portrait de M. Cureau de la Chambre, démonstrateur au Jardin royal (1635-1669)*, par E. T. Hamy, in-8º. *Bull. du muséum d'Hist. nat.*, 1895, nº 5.

(2) René Chauvel, Cénoman, soutint les thèses suivantes : 1º Quodlibétaire (1er déc. 1672), présidence de P. Yon : *An mulier ætate provecta, cui menstrua dudum defecerunt, gravidari po-*

V. Au début du xviiie siècle florissait dans la ville du Mans maître Patrice Vauguion, médecin, qui nous a laissé de si curieux mémoires sur les dynasties de docteurs, chirurgiens et apothicaires ses contemporains, les Champion, les Livré, les Menard de la Fuye, les Levasseur, les Crié, les Péan du Chesnay, les Vétillard, les Barbeu du Bourg, et sur les disputes, formalités et mœurs professionnelles de ce temps-là (1). Nous savons par lui que le fameux bossu Procope Couteaux, polémiste redouté en la Faculté de Paris, vint vers 1726

---

test? Aff. — 2° Cardinale (2 mars 1673), prés. de F. Pijart : *An ex animi pathematis sanitas?* Aff. — 3° Quodlibétaire (4 janvier 1674), prés. de G. Dacquet : *An Venus hystericarum medela?* Aff. — 4° Vespérie (4 déc. 1679) : *An necesse sit fluida reddere corpora in febribus acutis? intermittentibus?*. — 5° Doctorat (30 déc. 1679) : *An febri continuæ, variolis erumpentibus, phlebotomia? Theriaca?* — 6° Pastillaire (27 nov. 1680) : *An sternutatio a causâ internâ? externâ?* — En 1680, Chauvel fait acte de régence en présidant la thèse du Bachelier R. Oren : *An ab uterino fermento menstruorum fluxus?* Aff. — Nous le voyons encore présider en 1691 la thèse du bachelier Berthod.

(1) Voy. *Patrice Vauguion et ses mémoires*, publiés par le Dr Paul Delaunay *in Revue historique et archéologique du Maine*, t. LIX, 1906, 1er et 2e fascicules. Patrice Vauguion né au Mans en mars 1674, est mort au Mans le 7 mars 1748. — A propos des Péan du Chesnay on lit dans l'*Almanach ou Calendrier du Maine*. Le Mans, 1767, p. 26 : « Noël Eustache Péan du Chesnay, docteur en médecine, étoit né au Mans et vivoit sous le règne d'Henri III ; il étoit un des grands médecins de son temps ; il le fut de M. le comte de Soissons, prince du sang. — Charles, son fils aîné, aussi médecin, accompagna dans cette qualité dans les guerres de Flandre sous le règne de Louis XIII le prince d'Aumale. De retour au Mans sa grande réputation le fit appeler dans la Bretagne et autres provinces. Il avoit un frère médecin mort sans postérité. — Noël Eustache Péan du Chesnay, son fils aîné fut... premier médecin de Monsieur frère unique du roi Louis XIV... Celui-ci eut un fils médecin ; son neveu, docteur de la Faculté de Montpellier, exerce dans la présente année 1766 la même profession et est le septième médecin de sa famille. » — Ledit neveu, Jean François Péan, s'installa au Mans en 1735 et y mourut en 1781. — Un certain Pierre Duchesnay, médecin par quartier du roi Louis XV en 1759 et de Louis XVI en 1776, est probablement de la même famille.

passer quelques années dans le Maine où il exerça la médecine au grand déplaisir des Esculapes de la région. Procope était, par sa femme, Madeleine Henriette de Bresseau, seigneur de Montfort-le-Rotrou au Maine (1).

L'école de Paris compta, au cours de ce siècle, plusieurs Sarthois dans les rangs de ses régents, à commencer par J. S. Gilles de la Rivière (2). La Mettrie a raillé dans ses satires, sous le nom de Vardaux, Me François Pousse, bon praticien, qui avait gardé dans la capitale des allures un peu gauches de provincial : et ses naïvetés firent la joie de la Cour lorsqu'il fut appelé, en 1752, comme consultant au chevet du Dauphin (3); c'est ainsi qu'il emporta dans la tombe le titre d'écuyer et l'estime de ses collègues, à défaut de celle des alchimistes contre lesquels il avait écrit. Je citerai encore deux Fléchois, Louis-Jérôme Cosnier (4),

---

(1) Cf. *Michel Procope Couteaux, seigneur de Montfort-le-Rotron au XVIII<sup>e</sup> siècle*, par A. Ledru, in *La Province du Maine*, t. XIV, avril 1906, pp. 138-139.

(2) Jacques Simon Gilles de la Rivière, Cénoman, a soutenu les thèses suivantes : 1696 (prés. Ph. Caron). *An temperamentum melancholicum a sale fixo ?* Aff. — 1698 (prés. Ch. Morteau). *An febri hecticæ balneum ?* Aff. — 1698 (prés. J. B. Chomel). *An dysenteriæ vomitus ?* Aff. — 15 novembre 1698, vespérie. *An præcavendo abortui in prægnante plethorica, venæ sectio ? Cacochymica, emeticum ?* — 24 novembre 1698 doctorat : *An suffocationi hystericæ sternutamentum ? suffitus aromaticum ?* — En 1700, acte de régence (thèse du bachelier Rencaulme). — On lit au f° 233 du t. XVIII des Commentaires de la Faculté : « Le dimanche 29 septembre 1720 mourut Me Simon Gilles de la Rivière, dont le corps fut enseveli le lundi suivant dans l'église paroissiale de Saint-Etienne du Mont et le samedi suivant un service fut célébré pour le repos de son âme dans la chapelle des Ecoles ».

(3) Il est l'auteur anonyme de l'*Examen des principes des alchymistes sur la pierre philosophale*. Paris, D. Jollet et B. Girin 1711, 256 pp. in-12. — Pousse, né à Mansigné en 1679, est mort à Paris le 18 février 1762. Voy. Paul Delaunay, *Le monde médical parisien au XVIII<sup>e</sup> siècle*. Paris, 1906, pp. 130-133. — Hazon, *Notice des hommes les plus célèbres de la Faculté de médecine en l'Université de Paris*, Paris, 1778, p. 226. — *Eloge de M. le D<sup>r</sup> Pousse* par Barbeu du Bourg, in *Gazette de médecine* du 30 juin 1762, n° 52, pp. 409-414.

(4) *Ludovicus Hieronymus Cosnier, Flexiæus*, a soutenu les

docteur de 1724, et Henri Guyot, docteur de 1734, **auteur** d'un petit index d'Hippocrate, le *Manuale medicorum*. Un incident troubla le cours des études de Guyot : le 8 janvier 1733, il soutenait, sous la présidence désignée de M⁰ A. P. Mattot, et sous la présidence effective de de l'Epine, auteur de la thèse, la proposition suivante : *An ex functionum integritate mentis sanitas ?* Aff. Quelques esprits timorés trouvèrent qu'il n'appartenait point à un médecin de traiter de l'essence et des opérations de l'âme, et que la thèse semblait poser en problème les dogmes indéniables de la spiritualité et de l'immortalité de l'âme. De l'Epine dut protester de son orthodoxie par une lettre rendue publique déclarant avoir dit et démontré précisément que les maladies nommées morales atteignent le physique seul, et que l'âme spirituelle reste indépendante des lésions organiques (1).

thèses suivantes : 1° Quodlibétaire (9 février 1723), présidence des D. Vasse. *Est ne anima corporis facultatum principium ?* Neg. — 2° (1723) présidence de N. D. Roy de Saint-Aignan : *An morbus hereditarius arte sanabilis ?* Aff. — 3° Cardinale (16 mars 1724) présidence de J. B. Chomel : *An sint sanitati utiles animi motus?* Aff. — 4° Vespérie (17 novembre 1724) : *An generatio lactis : a chylo ? In solis mammis ?* — 5° Doctorat (21 novembre 1724) : *An fœtui nutrimentum : lac ? per solum umbilicum ?* — 6° Pastillaire (18 décembre 1724) : *An primum moveatur cor ? cerebrum ?* — Il fait acte de régence en présidant en 1724 la thèse du bachelier P.-J. Malouin : *An fœtus in utero suctione nutriatur?* Neg. — Louis-Jérôme Cosnier mourut vers 1769, laissant un fils, Louis-Jean-Baptiste Cosnier, né à Paris et D. M. P. de 1750.

(1) Voy. *Lettre à Monsieur Baron, doyen de la Faculté de médecine de Paris, au sujet d'une thèse qui a pour titre : An a functionum integritate mentis sanitas*, soutenue le 8e janvier 1733 aux Ecoles de médecine, Paris, Quillau, 1733, 4 pp. in-8°, signée de l'Epine, 4 avril 1733.

Henri Guyot soutint les thèses suivantes : 1° (1733) *An a functionum...* etc. — 2° (1734) présidence de F.-J. Hunauld: *An in pari venæ sectionis et purgationis indicatione venæ sectio præferenda?* Aff. — 3° (1734) prés. de L.-J. Cosnier : *An inter apostemata pauca ferro sunt aperienda ?* Aff. — 4° Vespérie (26 août 1734) : *An die critico venæ sectio ? Purgatio ?* — 5° Docto-

Louis-René Desbois, encore un Fléchois (1), doc-

---

rat : (3o août 1734) *An morbis aculis viclus tenuis ? Polus largior ?* — En 1736, Guyot préside la thèse du bachelier A.-L. de Saint-Vast. (*Utrum ani fistula ferro tutius quam causticis aut ligaturà curetur ?* Aff.

H. Guyot mourut jeune : on lit au f° 456 du tome XX des Commentaires de la Faculté de médecine : « Die Lunæ 28ᵃ martii anni 1740 obiit Mᵒʳ Henricus Guyot, phthisi consumptus, natus annis 3o Corpus elatum fuit stipantibus collegis ad œdem Deo sacram sub invocatione srum Gervasii et Protasii. Ipsi vero parentatum est in Scholarum sacello die 14° mensis maii sequentis ». L'inhumation se fit le 29 mars 1740 à Saint-Gervais, nous dit Chéreau.

H. Guyot est probablement l'auteur d'un *Essay physiologique où l'on rapporte le mechanisme de l'Economie animale dans l'état naturel ; specimen pathologicum*, manuscrit conservé sous le n° 149 à la bibliothèque de la Faculté de médecine de Paris. — Il a publié *Manuale medicorum seu promptuarium Hippocratis aphorismorum, prænolionum, prædictionum et coacarum, secundum propriam morborum omnium nomenclaturam, alphabetico digestum ordine*, jam olim editum à D. Honor. Bicaissio D. M. et Prof. Pr. aq. De novo recollectum, plurimis novis accessionibus auctum et insignioribus Aurelii Cornelii Celsi sententiis locupletatum a M. Henrico Guyot Flexico Andegavensi Doctore Regente medico Parisiensi. Lutetiæ Parisiorum, apud Quillau, 1739, IV-XIV, 392 pp, petit in-8. Cet ouvrage est dédié à Silva. — Il y en a une 2° édition sous ce titre : *Manuel des médecins ou recueil d'aphorismes choisis tirés des ouvrages d'Hippocrates et de Celse* recueillis par M. Guyot et traduits en français par Monsieur L. R., avec une préface sur l'utilité de cet ouvrage, laquelle contient un abrégé de la vie de ces deux grands médecins, des notes fort courtes et deux tables des matières, l'une latine et françoise, et l'autre françoise et latine pour en faciliter l'intelligence et l'usage. Ouvrage très utile à tous les chirurgiens. Paris, Brault père, 1754, VIII-144 pp. in-12.

(1) *Ludovicus Renatus Desbois Flexiensis* a soutenu les thèses suivantes : 1741. (prés. de Le Tonnelier : *An nutritio tantum in minimis vasis ?* Aff. — 1741 (prés. de Le Tonnelier) : *An præcavendis morbis convulsivis frugalitas ?* Aff. — 1741 (prés. de J. Midy) : *An syphilis per frictiones mercuriales absque ullà excretione nisi ferè insensibilis sanabilior ?* Aff. — 1742 (prés. de J. B. Boyer). *An in omni tumore ut plurimum sit tentanda resolutio ?* Aff. — Vespérie (5 novembre 1742). *An morbi curatio effectus naturæ ? artis ?* — Doctorat (7 novembre 1742). *An in tumoribus tentanda resolutio ? promovenda suppuratio ?* — En 1745, Desbois préside les thèses des bacheliers Pautier de la Breuille et Adet — Desbois mourut vers 1760, sous le 4° décanat de Boyer. « Mᵒ Louis Desbois. Fléchois, coulant sa (cinquantième ?) année,

teur du 7 novembre 1742, fut le père du médecin Louis
Desbois de Rochefort. A la même promotion appartient
Jacques-François Le Chat de la Sourdière (1). Plus
tard voici Noël-André-Jean-Baptiste Chesneau (2) enfin

depuis longtemps déjà atteint d'une affection pulmonaire chronique et d'une consomption suppurative, mourut hors de cette ville
dans le bourg appelé la Chapelle-Saint-Denis. » (Commentaires de
la Faculté, t. XXII, f° 570.)

(1) *Jacobus Franciscus Le Chat de la Sourdière, Cenomanensis*, a soutenu les thèses suivantes : 1741 (prés. R. J. Finot).
*An bilis circulatio multiplex ?* Aff. — 1741 (prés. R. J. Finot).
*An cerealia et olera agri parisiensis salubria ?* Aff. — 1741
(prés. J. F. Vandermonde). *An infantum a dentitione convulsionibus repetitus catharticorum usus?* Aff. — 1742 (prés. Fontaine).
*An suendi tendines?* Neg. — 7 août 1742, Vespérie : *An dies critici
repetendi a syderum influxu ? Ab œconomià animali ?* — 11
août 1742, doctorat : *An hydrargyrum in lue venerea alexiphar_
macum? Toxicum ?* — 29 janvier 1743, pastillaire : *Utrum mate-
ria nutritionis sit succus nerveus ? Pars gelatinosa sanguinis ?*
— Acte de régence en 1743, prés. de la thèse du bachelier F. Bernard. (*An ubique corporis sanguis idem?* Neg.) Le Chat mourut en 1760 sous le 4° Décanat de Boyer. « Me Jacques François
Le Chat de la Sourdière avoit à peine atteint quarante-cinq ans;
doué par la nature d'éclatantes qualités de cœur et d'intelligence, il
appliqua son esprit aux sciences ; il exerçait la médecine dans cette
grande ville au grand soulagement des malades et avec l'applaudissement des citoyens quand, au cœur de ses années, bien que de
santé robuste et solide, une mort imprévue l'enleva par le moyen
d'une apoplexie redoublée, à la grande affliction de nous tous et
de ses amis. » (Commentaires de la Faculté, t. XXII, f° 568.) L'inhumation se fit à Saint-Eustache le 28 janvier 1760.

(2) *Natalis Andreas Joannes Baptista Chesneau, Cenomanus ;*
déjà docteur de la Faculté de Reims, soutint devant la Faculté de
Paris les thèses suivantes : 1° Quodlibétaire, 7 janvier 1745 (présidence de F. Bernard). *An frequentissima temperamentorum
mutatio ?* Aff. — 2° Cardinale, 30 mars 1745 (présid. d'E. M. du
Verney). *An panis jurulentus ad spissitudinem glutinosam per-
coctus insalubris?* Aff. — 3° Quodlibétaire, 24 novembre 1745
(prés. de L. R. Marteau). *An in curanda lue venerea suffumigia
rite adhibita remedium optimum?* Aff. — 4° Vespérie, 24 décembre
1746 : *An vinum Rhemense acuat ingenium? corpori noceat ?* —
5° Doctorat, 29 décembre 1746 : *An singultui oleosa ? emetica ?*
— 6° Pastillaire, 25 janvier 1747 : *An facilis perspiratio a
somno ? ab exercitio ?* — En 1747 il fait acte de régence en présidant la thèse du bachelier J. J. Messence. En 1759 il alla s'installer au Mans. Il n'est plus mentionné sur la liste des docteurs
depuis 1792.

François Louis Thomas d'Onglée qui professa la chirurgie française en 1764 en la Faculté de Paris. Facétieux à ses heures, Thomas d'Onglée composa pour lui-même une thèse contre l'abus des lavements et la fit encore soutenir en beau latin par le bachelier de Cézan le 8 mars 1781 avec cette belle épigraphe :

> Est modus in rebus, sunt certi denique fines
> Quos ultrà citraque nequit consistere Rectum !

Thomas d'Onglée était assez enclin aux idées nouvelles : en 1760 il se déclarait favorable à l'inoculation de la petite vérole, qui souleva dans le sein de l'Ecole des dissensions si ardentes, et en l'an 1784, dénoncé comme ayant fréquenté chez Deslon, il fut rayé par ladite Faculté pour avoir refusé de souscrire sans réserves à la condamnation des pratiques du magnétisme animal (1).

---

(1) Voici les thèses soutenues à Paris par d'Onglée, déjà docteur de Reims et associé du Collège des médecins du Mans : 1° Quodlibétaire, 13 décembre 1756 (présidence de J. B. F. de la Rivière) : *An catamenia a plethorà ?* Aff. — 2° Cardinale, 19 avril 1757 : *An sanis noceat quotidianus et* ενεμ.ατων *simplicium usus?* Aff. (prés. de L. M. Pousse). —3° Quodlibétaire, 29 décembre 1757 : *An infantum a dentitione convulsionibus vel soporibus repelitus catharticorum usus ?* (prés. de C. A. Vandermonde). — 4° Chirurgicale, 9 mars 1758 (prés. de Pautier de la Breuille) : *An frequens artus amputandi necessitas ?* Neg.

Thomas d'Onglée est l'auteur de : *Lettre de M. Thomas d'Onglée, docteur régent de la Faculté de médecine de Paris, à M*** sur les détails de l'inoculation faite à M. le Comte de la Roche-Guyon*, in *Journal de médecine, chirurgie, pharmacie* de juillet 1760, t. XIII, pp. 79-85 (en faveur de l'inoculation). — Une autre lettre de lui en faveur de l'inoculation est conservée dans le dossier formé par la Faculté sur cette question (voy. Mss. de la Bibliothèque de la Faculté de médecine de Paris, n° 17, in-f°). Cette lettre doit être de 1763.

En 1785, il publia un *Rapport au public de quelques abus auxquels le magnétisme animal a donné lieu par M. F. L. Thomas d'Onglée, docteur de la Faculté de médecine*. Paris, veuve Hérissant, 2-166 pp., in-8°, 1785. Il y proteste contre l'intransigeance de la Faculté et la radiation dont il a été victime. Cet écrit parut tardivement, le feu ayant pris chez Thomas d'Onglée le 12 avril ; l'in-

Thomas d'Onglée avait pris le bonnet à Reims avant
de le demander à la Faculté de Paris ; il n'était pas le
premier Manceau que l'on y vît couronné : dans l'Ecole
champenoise furent reçus aux XVIIe et XVIIIe siècles :
Barthélemy Le Febvre, docteur du 24 juillet 1655 ;
Marin Caillon d'Hautecroix, docteur du 23 décembre
1667 ; Pierre Charles Le Vasseur, docteur du 31 août
1708 ; Julien Champoing de la Beguinière, bachelier de
1760, et qui alla prendre sa licence et son doctorat à
Caen ; enfin Pierre Faguer, promu docteur en médecine
à Reims le 18 avril 1778, ce qui ne l'empêcha point de
devenir l'un des hommes les plus remarquables de
l'Académie de chirurgie (1).

Pierre Faguer, chirurgien major des gardes du corps
du roi, et son frère cadet René-Alexandre, d'abord
gagnant maîtrise à Bicêtre, puis chirurgien de l'hospice
de Vaugirard, méritèrent en effet d'avoir leur éloge
funèbre prononcé par le célèbre Louis, secrétaire perpétuel de l'Académie de chirurgie, en la séance publique du 3 avril 1784 (2). Pierre Brasdor, qui devint
chirurgien de la duchesse d'Orléans et professeur au
Collège de chirurgie, était leur compatriote. Dans la
province du Maine, l'Académie avait élu quelques correspondants ; tel le sieur de Villiers, maître ès-arts et
en chirurgie, greffier de M. le premier chirurgien du
Roi au Mans, chirurgien en chef des hôpitaux de cette

---

cendie éteint, les gardes françaises partis, l'auteur dut recommen-
cer son manuscrit. (Voy. sur cette affaire *Le monde médical parisien
au XVIIIe siècle*, par le Dr Paul Delaunay. Paris, 1906, 2e édit.,
pp. 346 et suiv.) Thomas d'Onglée est mort à Paris, vers 1810.

(1) Voy. *Les thèses de l'ancienne Faculté de médecine de Reims*,
par le Dr O. Guelliot. Reims, 1889, in-8°.

(2) Pierre Faguer, né au Mans en 1733, mort à Paris le 27
août 1787. — René-Alexandre Faguer, né au Mans, vers 1740,
mort à Paris le 4 janvier 1785. — Pierre Brasdor, né à Avoise-sur-
Sarthe, le 19 décembre 1721, mort à Paris le 16 vendémiaire
an VI.

ville et collaborateur intermittent du *Journal de médecine*, comme ses confrères Thibault-Desbois, Mersenne et Bourgine de Létang (1).

L'Académie de chirurgie avait grandi et prospéré en dépit des foudres de la Faculté de médecine; ce fut aussi le cas de la Société Royale de médecine qui devint, malgré les efforts de l'Ecole, une compagnie florissante, protégée du pouvoir, groupant en une immense confédération de travailleurs bon nombre de médecins de Paris et de province. Elle s'associa dans le Maine MM. Lehoux et Péan du Chesnay, doyens du Collège des médecins du Mans, Livré, Michel-Noël-Patrice Vétillard du Ribert, qui fit preuve d'un admirable dévouement dans les épidémies désastreuses survenues dans le pays manceau de 1755 à 1782 et mourut victime du devoir professionnel (2), enfin Peffault de la Tour, inoculateur et médecin de l'Ecole royale militaire de La Flèche.

---

(1) De Villiers est l'auteur d'*Observations sur une constipation qui a duré deux ans* (*Recueil périodique d'obs. de méd., chir. et pharmacie*, avril 1756, t. IV, p. 257). — *Sur quatre conduits urinaires* (*Journal de méd.,chir. et pharmacie*, 1757,t. VI, p. 300) — Une réclame un peu dithyrambique insérée par lui dans la *Gazette de médecine*,n° IV du 13 janvier 1762 faillit lui coûter son titre de correspondant de l'Académie de chirurgie; il dut la désavouer dans la *Gazette* du 27 mars 1762.

Thibault-Desbois, maître en chirurgie au Mans, a publié dans le *Journal de médecine* de mai 1768, t. XXVIII, pp. 448-459 : *Opération gastrotomique faite avec succès peu après la rupture de la matrice au terme de l'accouchement.*

*Sur la rupture d'un sac herniaire et la chute des parties y contenues*, par M. Mersenne,maître chirurgien à Mansigné (*Journal de médecine*, 1765, pp. 557-559). — *Observation sur la bronchotomie* (*Ibid.*, pp. 559-560).

*Sur une plaie pénétrante dans la capacité du bas-ventre avec plaie à l'intestin colon, etc.*,par M. Bourgine de Létang,maître en chirurgie à Sillé-le-Guillaume et démonstrateur en l'art des accouchemens (*Journal de médecine*, 1783, pp. 323-326).

(2) Voy. Eloge de Vétillart du Ribert par Vicq d'Azyr in *Histoire de la Société royale de médecine* (t. IV, années 1780-81, Paris, 1785, pp. 177-183). Vétillard, né au Mans le 23 septembre 1729, y est mort le 18 septembre 1782.

VI. — La Révolution éclata, qui détruisit Société royale et Académie de chirurgie; et la Sarthe envoya à la Convention le chirurgien René Levasseur, montagnard convaincu, têtu, borné, intègre, qui se fit exiler en 1815 par son ci-devant collègue Fouché pour n'avoir pointappris comme lui l'art de l'évolution politique (1). René-François Judel, émigré à Chartres dont il devint maire, fut envoyé au Conseil des Anciens le 1er prairial an VI par le département d'Eure-et-Loir. A ce moment végétait dans la capitale un autre Sarthois, Jean Verdier, auteur d'importants ouvrages de jurisprudence médicale, qui successivement médecin du roi Stanislas Leczinski, avocat en Parlement, professeur de médecine légale et maître d'école, s'était vu exproprier par Buffon de l'Hôtel de Magny, contigu au Jardin des plantes, et siège de son institution (1787). Ruiné par cette éviction, il plaidait depuis lors, infatigablement, vengeant ses déboires par un zèle révolutionnaire qui fit de lui un membre de la municipalité parisienne du 10 août et l'un des commissaires chargés de garder la famille royale au Temple. Verdier était né à la Ferté-Bernard où son frère Thomas-Denis Verdier Duclos exerça avec succès. Verdier Duclos a laissé un nom dans l'histoire des débuts de la symphyséotomie; son fils Pierre-Louis devint chirurgien herniaire de la marine royale et des

(1) Voy. sur Levasseur, *René Levasseur, chirurgien accoucheur au Mans, ancien conventionnel 1747-1834*, par le Dr Paul Hervé, Angers, Germain et Grassin, 1899, 2 portr. et 40 pp. in-8. (Extr. des Archives médicales d'Angers). — *Les députés de la Sarthe à la Convention*, par H. Chardon, Bull. de la Soc. d'Agric., sciences et arts de la Sarthe, 1869, 1er trimestre, p. 17 et suiv.

Les *Mémoires de R. Levasseur de la Sarthe, ex-conventionnel ornés du portrait de l'auteur*, Paris, 1829-31, forment 4 vol. in-8°. — René Levasseur, né au Mans en mai 1747, est mort au Mans le 17 septembre 1834. — R. F. Judel, mort en octobre 1828. — Jean Verdier, né à la Ferté-Bernard le 27 avril 1735, mort à Paris, le 6 juin 1820. — Thomas-Denis Verdier Duclos, né à la Ferté-Bernard le 30 septembre 1744, mort à la Ferté le 9 fevrier 1813. — Pierre-Louis Verdier, né à la Ferté-Bernard, le 16 août 1780.

hôpitaux militaires (1). Un autre Esculape, natif du Mans, le citoyen Clairian, médecin, a écrit pour la postérité des *Recherches et considérations médicales sur les vêtements des hommes particulièrement sur les culottes*, (Paris, an XI) que je regrette de ne point avoir lues ; aussi ignorerai-je toujours les idées de cet estimable praticien sur l'esthétique du costume masculin. Un nouvel esthète, qui fut un peu son contemporain, trouva plus sage d'agir que d'écrire, et consola les ennuis de la vieillesse en s'appliquant à la céramique. Il s'appelait Guimoneau Forterie ; chirurgien par profession et potier de terre par goût, il montra à la paroisse de Courcelles où il exerçait ces deux arts « un type original de potier amateur au milieu d'une population exclusivement occupée aux travaux de la poterie rustique à Malicorne et à Ligron ». Il modelait donc et mettait au four des pots émaillés, des pichets, écuelles, soupières et autres rustiques figulines, qu'il adornait de figures et devises agréables, et qu'il prenait plaisir à offrir à ses amis et amies, jusqu'au jour où il fut enfoui dans le limon d'où comme ses œuvres, son corps habile était sorti (2).

---

(1) Sur les Verdier, voy. Paul Delaunay, *loc. cit.*, p. 97.

(2) Pierre-Innocent Guimoneau de la Forterie, fils de Vincent Guimoneau, notaire royal et de Perrine Barbot, né à Courcelles, le 6 décembre 1726, fabriquait, dit Montier, « dans ses moments de loisir quelques années avant la Révolution des pièces qu'il signe de ses nom, prénoms et qualités et qui pour la plupart furent, croyons-nous, destinés à servir de cadeaux de noces ou à l'occasion de fêtes et d'anniversaires dans les familles amies de l'artiste. » Il les signe : *P. I. Forterie chirurgien ;* une soupière porte: *par P. I. Guimoneau de la Forterie père, chirurgien à Courcelles, âgé de vingt-deux mille soixante jours 1787.* Plusieurs de ces pièces sont au Musée de la préfecture et au Musée des antiques au Mans, d'autres au Musée de la maison de la Reine Bérengère ; une au Musée de Sèvres. Guimoneau Forterie mourut à Courcelles le 12 germinal an II, laissant un fils, Michel-Vincent-Alexis Guimoneau officier de santé à la Flèche. (Voy. *Le potier chirurgien Guimoneau Forterie, de Courcelles,* par A. Montier, in Revue hist. et archéol. du Maine, t. LV, 1904, pp. 270-279.)

VII. — **La Révolution finie, les Sociétés savantes reparurent, pullulèrent et dans leurs rangs fraternisèrent les docteurs régents survivants des Universités de l'ancien régime, les docteurs en médecine et en chirurgie des nouvelles Ecoles, les ci-devant maîtres en chirurgie devenus docteurs à leur tour, ou à tout le moins officiers de santé, échappés,des ambulances des armées de la République.** La Société de médecine de Paris couronna un mémoire du citoyen Dutertre (1), Manceau et ci-devant chirurgien de l'abbaye royale de Montmartre. Jacques-Louis Moreau de la Sarthe (2), qui fut bibliothécaire et plus

---

(1) P. Dutertre, né à Teillé le 4 février 1758, mort à Paris vers 1817, soutint, le 11 germinal an XIII, devant l'Ecole de médecine de Paris, une thèse intitulée : *Réflexions et observations sur les plaies en général*, et dédiée à Boyer. Paris, an XIII-1805, chez Didot jeune, 22 pp. et 2 pl. — Auteur d'un mémoire descriptif d'une opération et d'un appareil fort ingénieux par lequel il a remédié à une difformité de la main suite de brûlure ancienne, inséré avec une pl. dans le *Recueil périodique de la Société de Médecine de Paris*, t. III, pp. 102-110 ; Dutertre reçut de cette compagnie un prix d'émulation (voy. *Recueil*, t. III, Paris, an VI, 1797-98, p. 164). — Le 16 février 1808, Dutertre alors domicilié 58, rue du Mont-Blanc, fut nommé chirurgien des indigents, médecin des épidémies et de l'état civil. — En 1814 il publia et dédia au Roi *Chirurgie, traité d'opérations nouvelles et inventions de mécaniques servant de moyens secondaires pour en assurer le succès*, Paris, Méquignon Marvis, 1814, 85 pp. in-8°, et 19 pl. avec portrait de l'auteur.

(2) Jacques-Louis Moreau de la Sarthe, né à Montfort, le 28 janvier 1771, mort à Paris le 13 juin 1826. — Almire-René-Jacques Lepelletier de la Sarthe, né au Mans [Ste-Croix], le 13 novembre 1790, mort au Mans le 28 février 1880. — Benjamin Voisin, né au Mans en 1803, mort au Mans le 22 janvier 1868. — Félix Voisin, né au Mans le 30 novembre 1794, mort en 1872. — E.-H. Desportes, né au Mans le 8 juil., 1782, mort à Paris le 8 août 1875. — J.-B. Beunaiche La Corbière, né à Ballon en 1800. — Guérin de Mamers, mort à Paris en 1834. — Ch. Pavet de Courteille, né au Mans le 26 février 1788, mort à Paris le 21 octobre 1871. — Emile Foucher, né à S.-Mars-d'Outillé, en 1822, mort à Paris le 6 octobre 1867. — Auguste Ollivier, né à S.-Calais le 13 mai 1833, mort à Paris le 5 mars 1895. — Alfred-Henri Marchand, né à la Ferté-Bernard en 1841, mort à Paris le 10 août 1899. — Joseph-Charles Lebrun, né au Mans le 6 novembre 1771, mort au Mans le 12 décembre 1826. — Esprit Gendron, né à la Chartres le 15 prai-

tard professeur de médecine légale, de bibliographie médicale et d'histoire de la médecine à la Faculté de Paris, entra dans les rangs de la Société d'émulation et de la Société de l'Ecole de médecine. Ce fut un écrivain d'une redoutable fécondité et, dit Daremberg, l'un des coryphées de « cette littérature médicophilosophique, cette littérature hybride, filandreuse, vide, qui n'a trouvé que trop de représentants en France dans la médecine à la fin du XVIIIe siècle et au commencement du XIXe » (1).

A la fondation de l'Académie de médecine en 1820, Moreau fut du nombre des nouveaux immortels, ainsi que Lepelletier de la Sarthe, qui fut nommé membre correspondant. Ce titre échut encore à Benjamin Voisin, un des praticiens manceaux les plus distingués, dont le frère, Félix Voisin (2), aliéniste, médecin de Bicêtre et membre associé de l'Académie de médecine, fonda à Vanves avec Falret une maison de santé célèbre. Un de ses compatriotes, Eugène-Henri Desportes, connu par son *Traité de l'angine de poitrine* et quelques

---

rial an II (3 juin 1793), mort à Château-du-Loir le 19 décembre 1860. — Ambr.-F. Mordret, né au Mans le 26 mai 1782, mort au Mans le 11 mars 1857. — Platon Vallée, né le 27 mai 1794 à Rouez-en-Champagne, mort au Mans le 14 juillet 1856. — René-Jacques Bachelier, né à Conlie le 26 avril 1804, mort au Mans le 26 avril 1862. — Louis-Victor Tanchot, né à Arnage en 1820, mort à Arnage le 27 octobre 1874. — Louis-Stanislas Vauchelle-Longchamp, né à St-Martin-de-Connée en 1783, mort au Mans (Ste-Croix) le 19 janvier 1868. — Victor Timothée-Lespine, né à la Flèche en 1773, mort à la Flèche le 25 mars 1838. — Louis Guyon, né au Mans le 24 mai 1795, mort au Mans le 9 septembre 1865. — Narcisse-Henri-François Desportes, né à Champrond le 2 décembre 1776, mort au Mans le 7 juin 1856. — Clément-Jacques Goupil, né au Mans le 24 novembre 1784, mort au Mans le 28 juin 1858.

(1) Daremberg, *Histoire des Sciences médicales*, Paris, 1870, t. II, p. 1015.

(2) Voy. *Notices biographiques, 1873-1880. Eloges lus aux séances publiques annuelles de la Société médicopsychologique* par le Dr A. Motet. Paris, 1894, Eloge de F. Voisin, pp. 5-44.

travaux de thérapeutique, fut membre adjoint de la même compagnie (1).

Mais M. Beunaiche La Corbière, mortel moins fortuné, se désespérait de ne point voir serpenter les lauriers officiels aux revers de son habit, et ne s'en consolait qu'à demi en se faisant inscrire dans une foule de sociétés toutes plus savantes les unes que les autres et en se parant du titre de membre de l'Institut..... historique. Il composa un gros *Traité du froid, de son action et de son emploi*, et présida la Société phrénologique de Paris. Ainsi les enthousiastes trouvaient à se satisfaire, se rangeant sous les drapeaux du docteur Gall ou sous la bannière de Broussais ; c'est ce que fit le docteur Guérin, de Mamers, auteur prolixe, qui dédia à Broussais sa *Nouvelle toxicologie*, encombra les colonnes des *Annales de la médecine physiologique*, et y commit des imprudences graves, car il renchérit sur le système du maître, mit au second plan l'irritation, au premier les sympathies morbides et l'action nerveuse dans la genèse des maladies. C'est pourquoi il se brouilla avec la maison qui le traita d'hérétique et le vilipenda. Il concourut sans succès pour la chaire de physiologie de l'Ecole de médecine, vacante en 1831, et mourut tôt après.

Parmi les Sarthois qui appartinrent à la Faculté de médecine ou au corps des hôpitaux de Paris, il faut citer Ch. Pavet de Courteille, professeur agrégé de 1823 et médecin du Bureau central, Emile Foucher, agrégé de 1857, chirurgien des hôpitaux (2); Au-

---

(1) Desportes a fondé à l'Académie de Médecine un prix annuel de 1300 fr. pour le meilleur travail de thérapeutique ou de matière médicale. Voy. son éloge, *Bull. de méd.*, 17 août 1875, pp. 997-1001.

(2) Voy. *Exposé des titres et des travaux scientifiques* du Dr E. Foucher, agrégé libre à la Faculté de médecine de Paris, chirurgien de l'Hôpital Saint-Antoine, membre de la Société de chirurgie. Paris, A. Parent, 1866, 51 p. in-4 — et notice nécrologique in *Revue médicale française et étrangère*, du 15 octobre 1867, p. 440.

guste-Adrien Ollivier, agrégé de 1869, médecin de l'Hôpital des Enfants Malades ; Alfred-Henri Marchand agrégé de 1875, chirurgien adjoint de la Maternité, puis chef de service à l'hôpital Saint-Antoine, à Saint-Louis, à Beaujon.

Une foule d'autres n'ont point consenti à se déraciner et n'en ont pas moins fait de bonne besogne. Au début du siècle J.-C. Lebrun, médecin au Mans, écrivait un *Essai de Topographie médicale de la ville du Mans*. Ces études avaient été mises à la mode par la Société royale, et elles ont parfois donné des résultats que l'on n'eût point attendus d'abord d'observations aussi restreintes. C'est grâce à des recherches du même genre, et plus approfondies, qu'un des hommes de l'école de Bretonneau, Esprit Gendron, de Château-du-Loir, a pu prouver la spécificité et la contagion de la fièvre typhoïde (1). On doit encore à Henri Gousson une *Topographie médicale* de Marçon (2).

Il nous faut signaler enfin parmi les praticiens de la région Ambroise-François Mordret (3), J. Le Bêle, secrétaire du Conseil d'hygiène A.-E. Mor-

---

(1) Voy. sur Gendron notices par le D* Lizé, du Mans, in *Union de la Sarthe* du 27 décembre 1860 ; par le D* Maugeret, de Tours, in *Union de la Sarthe* du 29 décembre 1860. — *Notes sur Gendron de Château-du-Loir envisagé comme praticien*, par le D* Lizé (*Gazette obstétricale*, 20 février et 5 mars 1877, pp. 49-54 et 65-68).

Cf. *Dothiénentéries observées aux environs de Château-du-Loir*, par E. Gendron, mém. env. le 14 avril 1829 à l'Acad. de méd., et rapport de Kergaradec (Paris), s. d., Migneret, 63 pp., in-8. — *Recherches sur les épidémies des petites localités*, par E. Gendron, in *Journal des connaissances médico-chirurgicales*, 1834, 1835.

(2) *Histoire topographique, statistique et médicale de la commune de Marçon*, par H. Gousson, Château-du-Loir, 1852.

(3) Voy. *Souvenirs médico-philosophiques d'un médecin de province, suivis d'observations*, par A.-F. Mordret, Paris, 1845, x-346 pp. in-8.

dret (1), Platon Vallée (2), R.-L. Guiet (3), Lizé (4),
R.-J. Bachelier, L.-V. Tanchot, L.-S. Vauchelle-Longchamp, l'aliéniste G.-F. Etoc-Demazy (5), au Mans ;
à la Flèche, V.-T. Lespine ; à Mamers, J.-J. Rosiau ;
à Fresnay, L.-H. Hamon, l'inventeur du rétroceps (6)
et l'auteur d'un petit livre intéressant pour l'histoire
de la médecine rurale et de la vie professionnelle au
temps de Napoléon III (7) ; enfin, à Bonnétable, Louis
Guyon (1795-1865), un vieux tribun de 48, lequel fut
républicain sous l'Empire (8).

Bon nombre de ces praticiens n'ont point encombré
la bibliographie, mais n'est-ce pas un titre aussi honorable d'avoir pendant vingt, trente, quarante années,

---

(1) Correspondant de l'Académie de médecine. — Voy. *Traité
pratique des affections nerveuses et chloro-anémiques considérées
dans les rapports qu'elles ont entre elles*, par A.-E. Mordret,
Paris, 1861, viii-488 pp., in-8. — *De la mort subite dans l'état
puerpéral*, Mém. de l'Ac. de méd., t. XXII, et Paris, 1858.

(2) Voy. *Notice nécrologique sur le Dr Platon Vallée*, par
Alexandre Vallée, Le Mans, Monnoyer, 1856, 16 pp. in-8. — *A la
mémoire de M. Platon Vallée, docteur médecin*, Le Mans, Gal-
lienne, 1856, 39 pp., in-8.

(3) Voy. Guiet, *Considérations pratiques sur le traitement du
croup*, thèse de Paris, 1843. — *Conseils aux mères, ou de l'hygiène du nouveau-né et de l'enfant à la mamelle*, Paris, 1859,
256 pp.

(4) Lizé, chirurgien en chef de la Maternité du Mans, membre
correspondant de la Société de chirurgie de Paris, a étudié les
fractures en V (*Bull. Soc. Chir.*, t. VIII, p. 304) et laissé de
nombreux travaux et observations sur l'obstetrique.

(5) Correspondant de l'Acad. de médecine, médecin en chef de
l'asile des aliénés de la Sarthe, auteur de *Recherches statistiques
sur le suicide appliquées à l'hygiène publique et à la médecine
légale*, Paris, Germer-Baillière, 1844, 212 pp., in-8.

(6) Le rétroceps est figuré in *Hist. des accouchements chez
tous les peuples, appendice : arsenal obstétrical*, par le Dr Wit-
kowski, Paris, s. d., p. 85, fig. 576-578.

(7) *De l'Exercice de la médecine en province au XIXᵉ siècle,
études de mœurs, ligne de conduite professionnelle, habitants des
campagnes et des petites villes, médecins et pharmaciens des
petites localités*, Paris, Coccoz, 1868, 108 pp. in-8.

(8) *Un Médecin de campagne d'autrefois. Notes et souvenirs,
1795-1865*, par Léon Guyon, Le Mans, 1903.

subi le terrible surmenage, la vie ingrate du médecin
de campagne, toute de dévouement obscur et périlleux
— Gendron mourut victime d'une diphtérie professionnelle — et d'avoir été celui qui, comme dit Flaubert,
« à la neige, à la pluie, chevauche par les chemins de
traverse..., entre son bras dans des lits humides, reçoit
au visage le jet tiède des saignées, écoute les râles, examine les cuvettes, retrousse bien du linge sale (1) ».

Mais, aux heures de loisir, les médecins aiment à
faire diversion à leurs occupations habituelles, et les
sciences naturelles, les recherches d'histoire locale,
trouvent dans leurs rangs de fervents adeptes; et si
M. Narcisse Desportes, auquel la zoologie, la botanique
et la bibliographie régionales doivent tant, fut un
évadé de la médecine, ce dont il se consola aisément
dans la société de Lamarck et de Mirbel, on peut du
moins mentionner le D<sup>r</sup> Clément-Jacques Goupil
(1784-1858), dont l'*Histoire des mollusques terrestres et fluviatiles observés dans le Département de
la Sarthe* (1835) est précieuse pour les malacologistes.
Heureux ces hommes ! Heureux leurs émules ! Car ils
mourront officiers d'Académie et triompheront de l'injure du sort oublieux ; la Société archéologique pro-
noncera sur leur tombe des paroles émues et l'archi-
viste départemental leur tressera des couronnes dans
son souvenir. Trois générations d'érudits collectionne-
ront leurs livres avec amour et les citeront en marge
de leurs ouvrages. Et le chercheur se délectera à lire
dans les catalogues des bibliophiles la docte analyse de
leurs œuvres, cependant que leurs ombres falotes
hanteront encore les coins poudreux de la bibliothèque
municipale (2).

---

(1) G. Flaubert, *Madame Bovary*, 1<sup>re</sup> partie, chap. IX. Paris,
1904, p. 65.
(2) Consulter pour la biographie de plusieurs des médecins précités : *Les médecins de Paris jugés par leurs œuvres*, par C. Sa-

chaile de la Barre (Lachaise). Paris, 1845, *passim* ; — *Bibliographie du Maine, précédée de la description topographique et hydrographique du diocèse du Mans*, par R. N. Desportes. Le Mans, 1844. — Hauréau, *Histoire littéraire du Maine*, Paris, 1870-77. — *Nécrologie et Bibliographie contemporaines de la Sarthe, 1844-80*, par F. Legeay. Le Mans, 1881. — Voy. enfin à propos de l'histoire médicale des épidémies dans le Maine : *De l'essence, des causes, des signes de la Peste et de la préservation et guérison d'icelle*, manuscrit manceau du xvii<sup>e</sup> siècle, par Jean Bondonnet, publ. par le D<sup>r</sup> Rouquette dans la *France médicale* des 10 et 25 mai 1906.

# Jean de l'Epine

## Un almanach médical manceau du XVI<sup>e</sup> siècle.

---

De la vie de maître Jehan de l'Épine nous savons
bien peu de chose (1), si ce n'est qu'il était médecin,
astrologue et homme de goût. De ce dernier point nous
avons la preuve en regardant au Mans, dans la
Grand'Rue, les heureuses proportions de la façade de
sa maison, et la délicatesse des sculptures dont il la fit
orner, pour le plaisir des yeux; l'érection de ce logis
fut évidemment surveillée avec amour. Depuis longtemps sans doute de l'Épine s'était mis en tête d'élever
un beau manoir pour abriter sa personne et ses livres ;
or, en 1519, maître Pierre Bommard, sergent du roi,
se trouvant créancier de Jacques Leroy, fit saisir par

---

(1) A consulter : La Croix du Maine et du Verdier, *Bibliothèque française*. Paris, 1772, t. I. p. 527 ; Hauréau, *Histoire littéraire du Maine*. Paris, 1874, t. VII ; Hucher, *Etudes sur l'histoire et les monuments du dép. de la Sarthe*. Le Mans, s. d.
M. l'abbé Aubry, dans *Ballon, Saint-Mards et Saint-Ouen*, Le
Mans, 1853, p. 19, signale un Jean de l'Espine seigneur de Cham-
pront, mentionné dans un acte du 7 mars 1500. Est-ce un parent
de notre médecin ?

1

autorité de justice une maison sise Grande Rue, appartenant au débiteur insolvable; la bicoque fut vendue, de l'Epine profita de l'occasion et s'en rendit acquéreur. Il voulut alors réaliser son rêve et faire reconstruire la bâtisse de fond en comble; mais il prit par avance ses précautions et le 19 mars 1519 passa transaction avec son futur voisin le sieur Colas Lebreton, boulanger, au sujet d'une muraille et d'une cloison qu'il entendait faire élever. L'affaire une fois arrangée les ouvriers furent appelés et de 1520 à 1525 tous les corps de métiers, maçons, charpentiers, menuisiers, sculpteurs, travaillèrent à élever et parachever le palais de maître Jehan de l'Épine. Mais on ne se serait pas cru dans le pays du Maine s'il n'y avait eu quelques chicanes : le 15 juin 1521, les époux Gaupuceau, voisins de la maison, portèrent plainte au sujet d'un mur qui les gênait, et demandèrent la cessation des travaux; il fallut recourir à un arbitrage pour arriver à une conciliation. Le 22 décembre 1525, Colas Lebreton, jamais content, introduisit une nouvelle instance au sujet des ouvertures d'un mur qui séparait son logis de la cour du médecin. Enfin, toutes les difficultés aplanies, tous les travaux terminés, maître Jean de l'Épine put s'installer dans la maison en laquelle il avait mis toutes ses complaisances. Elle est encore presque intacte, et le savant M. Hucher va nous en donner une bonne description (1).

« L'ordonnance est pleine d'élégance, dit-il; deux étages surmontant le rez-de-chaussée étalent aux yeux une succession de huit pilastres délicieusement ornementés de ces légères arabesques qu'on a appelées raphaëliques. Ces huit pilastres ont dû enserrer jadis six fenêtres minces et longues. Aujourd'hui les trois

---

(1) Hucher, *loc. cit.*, pp. 83-88 ; Voy. aussi R. Charles, *Guide illustré du touriste au Mans et dans la Sarthe*. Le Mans, 1880.

fenêtres du rez-de-chaussées existent seules, celles de
l'étage supérieur ont été murées, puis l'on a brisé l'un
des pilastres et l'on a ouvert une large baie habillée à
la moderne. Nous ne pensons pas cependant que l'édifice
ait gagné à se mettre à la mode. Chaque étage de pilastres est surmonté d'une frise ; celle du premier présente
un curieux assemblage de quatre enfants jouant de divers
instruments à cordes ou à vent et entre eux trois compo-
sitions qui paraissent assez peu corrélatives. A gauche
l'on voit une corbeille de fruits et de fleurs entre deux
oiseaux ; au milieu un sujet peu compréhensible où le
laid peut revendiquer une assez large part : un personnage à tête monstrueuse accroupi les jambes ouvertes.
Enfin à droite une charmante composition où figure
une femme emportée par des chevaux marins.....

« Disons un mot de son rez-de-chaussée. Cette dernière
partie doit avoir souffert quelque modification. Toutefois dans son état actuel elle présente deux ouvertures :
l'une à gauche, plus longue que large, donne accès aux
étages supérieurs et à la cour ; l'autre à plein cintre, et
beaucoup plus large de façade, paraît avoir servi depuis
longtemps de boutique ; trois pilastres comprennent et
séparent ces deux portes : ils sont surmontés chacun
d'un vase charmant orné à la base de feuilles d'acanthe
et sur lequel est placé un petit génie. Nous soupçon-
nons fort ces vases d'être remplis de quelque prépara-
tion pharmaceutique..... Au-dessus de la première
porte est l'emblème de la maison, dans une couronne
de fleurs et de fruits ornée elle-même de rinceaux, de
banderolles, etc. Le sculpteur a figuré Adam élevant
sur un bâton la pomme de l'arbre de science ou la pré-
sentant à Eve, tandis que celle-ci tient l'extrémité d'une
longue banderolle qui flotte devant elle.

« Nous avons pensé que ce pouvait être là l'enseigne
d'un apothicaire. Cette compagnie a conservé jusqu'à
nos jours le symbole du palmier et du serpent... Ici

on fait allusion à l'arbre de science sans doute. »

Il s'agissait en effet de l'arbre de la science, mais de la science médicale ; et ce n'était pas un médecin banal que maître Jehan de l'Épine : car il était astrologue et médecin de la reine de Navarre qui tenait, en ce temps-là, sa cour à Alençon. D'ailleurs, il pouvait parler fort savamment de la science sacrée, ayant étudié ses auteurs : et La Croix du Maine nous apprend qu'il avait « traduit du latin en françois plusieurs prophéties des Sibylles et révélations de M^me Sainte-Brigide, Cassandre et autres ». Et c'est à dessein, comme l'emblème de ses préoccupations habituelles, que notre tireur d'horoscopes avait fait sculpter sur le fronton de sa porte, de chaque côté de l'arbre de la science, l'image des deux planètes, le Soleil et la Lune.

Fort préoccupé de l'influence des astres sur nos destinées en général, et sur la médecine en particulier, Jehan de l'Épine composa, à l'usage de ses confrères, un almanach indiquant les jours propices ou contraires à la saignée, à l'administration des purgatifs, d'après l'état du ciel à cette date. Cet almanach destiné à l'an de grâce 1534 nous apprendra par exemple que pendant le mois de janvier correspondant on ne devra phlébotomiser que les 4,8, 10,11,12,17 et 19 ; prescrire une purgation matinale que les 4,8, 10, 11, 12, 17, 26 et 28 ; une purgation vespérale que les 17, 23, 25 et 28. De cet ouvrage curieux et peu connu nous allons citer quelques fragments. Voici d'abord son titre :

*Almanach Jehan de Lespine Docteur en médicine, caculé soubz le méridional de la cité et ville Dumas pais et autres villes circonvoysines Pour l'an mil cinq cens trente et quatre, 1534.*

*Supputata ad polj artici, elevationem + 7 graduum et 57 minutorum.*

*Imprimé à Paris p. Jaques Hyverd, Imprimeur*

*libraire juré de l'Université de Paris, demeurant en la rue de la Juyfrie a lymaige sainct Pierre. Et a la première porte du Palays Pour Pierre lasne Libraire, Demourant audict lieu Dumans en la grant Rue près le Pilliervert.*

« Pour entendre ce présent almanach.

La nouvelle lune est marchée a tel signe..
Le premier quartier a tel............
La plaine lune a tel.................
Et le dernier quartier a tel...........

Le nōbre des heures et mynutes du matin depuis mynuyt jusqs a midy sont Rouges. Et les heures et minutes du soir Depuis midy iusq̄s a minuyt sont merchées de noir.
Les iours esleuz pour seigner sont merchez à tel signe.....................
Pour prendre médecine au matin a tel signe........................... ✳ (rouge)
Pour prendre medecine au soir a tel signe. ✳ (noir)
Pour planter et fumer...............

Aux iours caniculaires On ne doibt saigner ne prōdre medicine si nen est grāt necessite. Touteffois il y a des iours merchez en ce present almanach affin que en necessité le saige et prudent medecin eslize les iours esleuz et marchez Pour purger ou faire saigner. Et recommencent lesditz iours le X iour de juillet Et finissent le XX iour Daoust.

Pareillement on ne doit seigner ne autrement toucher de fer sur ung membre quant la lune est au signe q̄ domine celuy mēbre. Pour ce sont icy mises les pties du corps humain Les q̄lles sont gouvernées p̄ chm signe. Et premièrement *Aries* gouverne la teste, *Taur*ˢ le col, *Gemini* les espaules et bras, *Cancer* la poictrine, *Leo* le dos et l'estomach, *Virgo* le vētre, *Libra* les hanches et les fesses, *Scorpio* les rains, la vessie et pties honteuses, *Sagitari* les cuisses, *Aquaris* les iambes et *Pisces* les pieds.

Le significateur de lyver sera.......... *Mercure*
Et seront les maladies selon........... *Saturne*
Le significateur du printemps sera....... *Jupiter*
Et seront les maladies de la nature....... *Vénus*
Le significateur de l'esté sera.......... *Vénus*
Et seront les maladies de l'influence..... *Saturne*
Le significateur Dautonne sera le....... *Soleil*
Et seront les maladies de nature........ *Saturne*

Eclipse de Soleil sera ceste añee le xiiij jour de Jan. vier ap̄s midy xvj minutes selon nostre méridional. Elle durera une heure cinquäte quatre minutes. Et mettra à se évacuer ung an dix moys vingt et quatre iours Qui ne sera pour ceste année Et en sera significateur d'icelle *Saturne*.

Eclipse de lune sera ceste année le xix iour de janvier après minuyt douze minuttes. Et durera troys moys douze iours et cõmencera à pduyre son effect au moys de aoust septembre et octobre. Et en sera gouverneur *Sol*.

L'an passé, Il fut eclipse de Lune le iiij iour de aoust qui se evacuera et produyra son effect ceste année au moys de Febvrier Mars et Avril. Et en sera le Seigneur *Saturne*. Coniunction de Saturne avec Mars se fera ceste année le iiij iour du moys de May à quatre heures trēte minutes du matin au vingt deuxième degré de Cancer. Saturne est eslevée par sur Mars. Aussi que le soleil luy baille sa vertu et regarde le lieu de la dicte coniunction qui modère et corrige la tierce partie de la fureur et malice de Saturne. Leffect sen aparestra en grans et merueilleux accidens.

Aussi fut veue Lan passe une commecte sur les parties de Almaigne au moys de Juillet et Aoust au signe de Pisces. Laquelle Albumasar et Theolomée nomment Argentum. Elle avoit sa teste en orient et gectoit sa queue sur les parties de Espaigne qui estoit fort longue et de couleur de argent pur. Icelle signifie choses merveilleuses advenir pour la foy, mortalité en plusieurs lieux. Et contencion entre les Roys et princes.

Hec autem cometa significationem habet super regionem ex cujus vaporibus sublimatur super quam terras fuerit sigillans. »

Après ce long préambule vient l'almanach lui-même, liste des jours et des fêtes des saints, agrémentée des dates d'entrée sous chaque signe zodiacal, et de la série des signes conventionnels que nous avons énumérés pour les phases lunaires, les dates thérapeutiques, etc. « C'est, dit M. Anjubault, l'ancien calendrier de l'Eglise romaine avant la correction de Grégoire XIII (1). »

L'opuscule se termine par ces mots :

« Imprimé a Paris p Jaques Hyverd imprimeur et libraire iuré de luniversité de Paris. Pour Pierre Lasne Libraire Demourāt **Au Mans En** la grāt rue, près le Pillier vert.

J. Delespine. »

Ce précieux almanach a été découvert à Saint-Maixent, canton de Montmirail (Sarthe). Il comprend 16 feuillets de papier oblongs, de 95 mm. de longueur sur 60 mm. de hauteur, recouvert de parchemin (2).

La partie intérieure de cette couverture est barbouillée d'un griffonnage illisible; on distingue pourtant à la fin cette phrase : « Ce pnt almanach appartient à P. Marin chev. fils. » Cet ouvrage, en lettres gothiques, est conservé à la Bibliothèque du Mans, sous le n° 2558.

C'est là un exemplaire rarissime et nous n'avons pu

---

(1) Anjubault, *Le plus ancien almanach manceau aujourd'hui connu*, in Hucher, *loc. cit.*, pp. 245-248.
(2) F. Guérin, *Catalogue de la Bibliothèque du Mans*.

trouver d'autre mention d'un almanach médical d'aussi vieille date, même dans l'historien des almanachs, M. Ch. Nisard ; les almanachs anciens abondent, beaucoup donnent des formules de remèdes ou des indications d'astrologie médicale ; mais l'almanach spécialement médical est rare au xvi<sup>e</sup> siècle. Rabelais signale bien au chapitre VII de Pantagruel, parmi les « beaux livres de la librairie de Sainct-Victor », l' « Almanach perpétuel pour les gouteux et verollez », mais dans une énumération de pure fantaisie. Cependant il est un almanach un peu postérieur au nôtre, et authentique celui-là, qui fut édité à Anvers en 1551. Il est intitulé :

« *Magnum et perpetuum almanach a consuetis nugis liberum, eoque vere medicum de Phlebotomia, de Balneis, de Purgationibus certiora præcepta continens : ut merito dici posset vulgarium Prognosticorum, medicarum, empiricorum, medicastrorum flagellum. Per D. Franciscum Rapardum, Brugensem Doctorem medicum. Antverpiae, Excudebat Joannes Latius an. MDLI.* » Il est vrai que l'Almanach du docteur Rapardus eût fait le désespoir de maître Jean de l'Épine, car il est moins un almanach qu'une véhémente protestation contre les insanités des almanachs en général et les préjugés des dates thérapeutiques en particulier. « Multi ex fiduciâ prognosticorum expectant certos dies et horas ad phlebotomandum ; ô simplices et tantarum nugarum creduli ! »

Je ne sais si Jean de l'Épine put lire ces anathèmes : il vivait encore en 1550 ; on possède en effet des quittances d'arrérages de rentes délivrées par lui à cette date. Mais il est probable qu'en 1556 il avait quitté notre planète, car le 4 septembre de cette année-là, son fils, Raphaël de l'Épine, receveur des tailles à la Ferté-Bernard, vendit la Maison d'Adam et d'Eve pour la

somme de 700 livres tournois à maître Denys Goufon,
médecin; elle passa plus tard au docteur François
Duchesne et vit naître le fils aîné du célèbre Cureau de
la Chambre.

# Jacques Aubert

———

## I

Maître Jacques Aubert naquit au pays de Vendôme, dans la première moitié du xvi<sup>e</sup> siècle, et il se pare dans tous ses ouvrages du titre de Vendômois. Pourtant, le biographe La Croix du Maine signale en deux articles, deux Aubert, médecins, l'un du Maine, l'autre de Vendôme; mais il semble bien, quoi qu'en dise Ansart, que ces deux personnages n'en font qu'un. La Monnoie a voulu tout concilier en traduisant « *Jacobi Auberti Vindonis* » par « Jacques Aubert de Laval », aliàs, « *Vallum Guidonis* », Laval-Guyon ; ce contre-sens est inadmissible ; M. Hauréau met les contradicteurs d'accord en admettant que J. Aubert était natif du Bas-Vendômois, le pays de Troo, Montoire et Savigny, alors rattaché au diocèse du Mans (1).

J'ignore dans quelle faculté notre homme se fit rece-

———

(1) A consulter : *Bibliothèque françoise de la Croix du Maine et du Verdier*, par Rigoley de Juvigny. Paris, 1773, t. IV, p. 263. — Eloi. *Dictionnaire historique de la médecine ancienne et moderne*. Mons, 1778. — Ansart. *Bibliothèque littéraire du Maine*. Paris, Châlons, Le Mans, 1784, t. I. — Hauréau. *Histoire littéraire du Maine*. Paris, 1870, t. I. —E. et Em. Haag. *La France protestante*. Paris, 1846, t. I. — Carrère. *Bibliothèque littéraire, historique et critique de la médecine ancienne et moderne*. Paris, 1776, t I, p. 62.

voir Docteur en philosophie et en médecine ; en tout
cas, il ne figure pas sur les listes doctorales de l'Ecole
de médecine de Paris, données dans le livre de H.-Th.
Baron. Nous savons, par ses ouvrages, qu'il exerça la
médecine à Lyon et qu'il se trouvait dans cette ville
pendant une terrible épidémie de peste (1).

C'est sans doute lors des guerres de religion que,
devançant la Saint-Barthélemy, il prit le parti de s'ex-
patrier. Il passa probablement quelque temps à Berne,
en 1571, il était à Lausanne en qualité de médecin de
la ville, comme nous l'apprend, en tête de son livre sur
la peste, la préface adressée :

« Aux tres honorez seigneurs bourguemaistre, petit
et grand conseil de la ville et cité de Lausane », par
« Iaques Aubert leur medecin, serviteur ». « Hippocrates, père et prince de tous medecins, n'a point pour
néant et sans cause laissé par escrit qu'és maladies du
corps humain il y avoit quelque chose divine, l'intelligence et cognoissance de laquelle transcende et passe
la capacité de l'entendement humain. Et de faict (tres-
honorez Seigneurs) icelle se manifeste evidemment
entre toutes maladies, en la pestilentiale. C'est pourquoy la saincte Ecriture nomme la peste fléau de Dieu
pource que par icelle il punit les hômes en son ire et
courroux à cause de leurs enormes crimes et forfaits,
esquels obstinement ils perseverent, nonobstant tous
les advertissemens qui leurs sont faicts de jour en jour.
Or d'autant qu'il est impossible que la maladie puisse
estre guerie, que premièrement sa cause ne soit ostée,
il s'ensuit de cela qu'il faut avant toute chose auoir
recours à Dieu nostre souverain medecin qui seul peut
oster cette cause divine et celeste racine ou semence de
la generation de la peste, puis apres employer tous les

---

(1) La peste ravagea la France en 1561, 1563, 1566-68. Je ne
sais à laquelle de ces épidémies Aubert fait allusion.

moyens qu'icelui a ordonné en ceste nature universelle pour secourir, ayder et donner guerison à ceste contagion pestilentiale... Je n'ay laissé de faire ce petit traicté pour vous secourir et ayder en vostre necissité, partie pour ce que je suis votre medecin, partie *pour vous gratifier de l'humanité et hospitalité qu'avez exercée envers ceux de ma nation fugitifs et vagabonds pour les guerres civiles de France esmeuës pour la religion.* Pourtant, (mes Seigneurs) je vous supplie recevoir ce mien petit labeur, encore qu'il ne soit aussi bien poly, orné et disposé que vos Seigneuries meritent, autant agréablement que de bonne affection je vous le presente. En quoy faisant supplieray le Seigneur estre tousjours vostre protecteur, vous delivrer de ce danger et tousjours bénir et faire prospérer vostre republique, maintenir vos personnes en bonne et longue vie, à la fin vous donner la gloire éternelle avec nostre Seigneur et seul Sauveur Jésus-Christ. A Lausanne ce 2 octobre M.D.LXXI. »

J'ai tenu à citer ces lignes ; toutes les préfaces d'Aubert ont le même caractère ; il me semble qu'on y devine la physionomie du personnage, quelque huguenot austère, parlant toujours sur un ton d'homélie, car ces hommes avaient une foi ardente et qui se répandait dans leurs actes et leurs discours.

En 1579, Aubert habitait Neuchâtel (1), temporairement sans doute, car c'est à Lausanne qu'il mourut, d'après les frères Haag. Ces auteurs placent sa mort en l'an de grâce 1586 ; cette date semble erronée, car la préface de la Σημειωτική d'Aubert est datée des calendes d'octobre 1587 ; en tout cas, il était à cette époque fort avancé en âge, et peut-être même un peu ra-

---

(1) A la fin de la préface des *Progymnasmata,* il écrit : « *Scriptum Neocomi, Kalend. sextilibus.* 1579. »

doteur, s'il faut en croire les méchantes épigrammes que lui décochèrent alors ses contradicteurs scientifiques.

## II

Maître Jacques Aubert, homme docte et consommé en l'art de médecine, voulut transmettre à ses contemporains et descendants le fruit de ses observations et réflexions ; aussi écrivit-il plusieurs ouvrages sur cette partie de la physique. Nous lui devons un petit volume de Séméiologie, inspiré d'Hippocrate et de Galien, et qui ne contient rien de bien neuf. Un autre de ses livres reprend une série de questions déjà étudiées par Fernel dans son traité *De abditis rerum causis*.

La plus grande partie de ces problèmes sont du ressort de la scholastique médicale ; en voici quelques-uns: La matière et la forme s'attirent-elles mutuellement ? — Les formes essentielles peuvent-elles périr? — Pourquoi la matière des corps ne peut-elle se corrompre? — Est-ce que les formes des quatre éléments persistent sans s'altérer dans un corps mixte? — Est-ce que les qualités des éléments interviennent seules dans la génération des mixtes? — Tout agent rend-il le patient semblable à lui ? — L'imagination et la mémoire sont-elles des sens? — La corruption et la putréfaction sont-elles des maladies de toute la substance? — De la forme ou âme de l'homme, et d'où elle procède. — L'intempérie est-elle une maladie du tempérament? — Est-ce que les humeurs des animaux pourvus de sang augmentent pendant la pleine lune, et diminuent pendant la nouvelle lune ? — Heureusement, la fin du volume nous ramène à la médecine pratique : plusieurs pages sont consacrées à la goutte. Les causes de cette affection sont multiples, au dire de notre auteur ; il ne faut pas seulement incriminer l'eau et la pituite, mais parfois aussi la bile jaune ou l'atrabile, ou le sang ; et sur la cure qui lui convient, Maître Aubert n'est pas d'accord avec Maître Fernel. Il y a, dit-il, des gouttes incurables, mais « les autres sortes de goutte, sauf l'héréditaire, alors qu'elles n'ont point encore resserré leur cal, ne sont point incurables par elles-mêmes, mais par accident : il faut s'en prendre aux impostures des charlatans empiriques et des abominables Paracelsites, et aussi à l'ignorance des médecins grammairiens, bavards, dont la tourbe est nombreuse aujourd'hui, enfin à la pauvreté ou à l'extrême avarice qui consume presque tous les riches ». C'est pourquoi Fernel a tort d'écrire que « toute goutte est l'opprobre des médecins (1) ».

Sur le chapitre de l'épilepsie, Aubert disserte aussi compendieusement. Au dire d'Hippocrate, l'épilepsie procède d'une obstruction des ventricules postérieurs du cerveau par des humeurs crasses et froides. — Crasses et froides sans doute, déclare Aubert, mais qui n'obstruent pas les ventricules, car le sujet a conservé la faculté motrice ; et ces humeurs sont engendrées par une intempérie du cerveau. C'est ce qu'il expose dans bon nombre de chapitres dont voici les principaux : L'épilepsie provient-elle toujours d'un poison interne ? — Des diverses causes de l'épilepsie. — L'épilepsie primaire procède d'une humeur crasse et visqueuse. — L'épilepsie est-elle une obstruction des ventricules cérébraux ? — Peut-elle naître d'une intempérie quelconque ? — Pourquoi, dans leurs paroxysmes, les épileptiques ont-ils perdu tout sentiment, bien qu'ils se meuvent ? — Guérison du mal comitial, etc.

En somme, toute cette pathologie s'inspire de Fernel, qui lui-même avait travaillé sur Hippocrate,

---

(1) *Progymnasmata,* p. 265.

Galien et les Arabes. Ce sont des commentaires de
commentaires.

Nous trouvons encore dans l'opuscule intitulé : *Des
natures et complexions des hommes* un écho de
la doctrine galénique des tempéraments. Ce petit traité
est le fruit des loisirs de Maître Aubert, et lorsqu'un
beau jour il en montra le manuscrit à quelques hommes doctes de Lausanne, principalement à M<sup>e</sup> Blaise
Marcouard, « professeur ès arts libéraux et en tout
genre de philosophie », tous s'écrièrent que cela était
admirable et qu'il fallait l'imprimer. Aubert s'en fut
trouver M<sup>e</sup> François Le Preux en sa boutique, au milieu de ses presses, et, le marché conclu, se mit en
devoir de rédiger une dédicace à l'adresse de « magni-
fique, prudent, très honoré Seigneur Jean Steger,
advoier de Berne, seigneur et baron de Roles, etc. ».
Pour résumer brièvement ces pages, rappelons d'a-
bord que le corps renferme quatre humeurs fondamentales, le sang, la bile, l'atrabile et la pituite, correspondant aux quatre éléments : l'air, le feu, la terre et
l'eau. Le corps doit donc posséder à des degrés divers
les quatre qualités élémentaires, le froid, le chaud, le
sec et l'humide ; ce sont ces degrés qui déterminent les
complexions ; il y en a neuf : une bien tempérée où le
froid, le chaud, le sec et l'humide s'associent également ; quatre simples dans lesquelles prédominent le
chaud, le froid, le sec ou l'humide ; quatre composées,
chaude-sèche, chaude-humide, froide-sèche, froide-
humide. Voilà pour la constitution générale de l'organisme ; mais il faut en outre distinguer chez chaque
individu les complexions des organes en particulier :
ainsi la peau est tempérée ; les esprits, le cœur, le
sang, les muscles, le foie, sont chauds ; le cerveau et
la moëlle, les veines, artères, membranes et tendons
froids ; les os et cartilages secs ; les rognons et les
nerfs humides. Chaque partie du corps est tempérée

ou intempérée relativement à sa constitution normale. Et comme « les plus nobles et principales parties desquelles procèdent les facultés et vertus qui dispensent et gouvernent tout nostre corps et auxquelles toutes les autres servent et obéissent sont le cerveau, le cœur, le foie et les testicules (1) », il faut encore envisager les cas où le cerveau, le cœur, le foie, les testicules sont tempérés, froids, chauds, secs ou humides, chauds et secs, chauds et humides, froids et secs, froids et humides.

Ce n'est pas tout : on doit, dans l'appréciation du tempérament, tenir compte de l'état des esprits naturels, vitaux, animaux; de la quantité des humeurs : pléthore sanguine, cholérique, mélancholique, phlegmatique, aqueuse, venteuse, toutes choses qui ont leur répercussion sur l'état mental, voire sur les rêves. « Aucuns hommes songent en dormant choses tristes et espouvantables à cause de l'abondance de l'humeur mélancolic, les autres imaginent choses joieuses et plaisantes pour ce que le bon sang et pur domine en leurs corps; les autres songent des guerres, feus, couteaux, debatz, noises et courroux à cause de l'humeur choléric qui abonde en eux. Item les autres cuident voir des rivières et grande quantité d'eaux esquelles ils leur semble nager. La cause d'un tel songe est la grande abondance du phlegme contenu au cerveau. Puis finalement aucuns songent et cuident qu'ils volent, ce qui avient à cause des vents qui abondent en leurs corps et principalement en leurs testes (2).

Ce petit livre devait être en somme le *vade-mecum* de tous les gens soucieux de se bien connaître pour se bien porter : M⁰ Aubert le déclare fort poétiquement à la dernière page :

---

(1) *Natures et complexions*, p. 40.
(2) *Natures et complexions*, p. 56.

DYZAIN AU LECTEUR

On ne peut bonnement sur matière incongneue
Façonner dextrement, moins proprement ouvrer ;
C'est la raison pourquoy elle est très cher tenue
De ceux qui par labeur l'ont bien sceu recouvrer.
Si tu veux donc, Lecteur, à ton repos trouver
De toy mesme l'estat et l'origine aussi
Sans longuement chercher et par là et par cy
Pren plaisir seulement au sujet que nature
Par le Docteur Aubert prins de mainte lecture
T'a vivement pourtrait en ce recueil icy.

Mais ce ne sont là que des maladies constitutionnelles, et Aubert a étudié des maux bien plus terribles encore, ces épidémies où l'ire de Dieu se déchaîne. M⁰ Jacques Aubert, qui eut à soigner pas mal de pestiférés dans sa longue carrière, parle à chaque instant avec terreur du sinistre fléau qui dépeuplait alors les villes, la peste.

Les théories de Maître Jacques Aubert sur la peste se rapprochent encore sensiblement de celles d'Hippocrate et de Galien : « Il faut savoir, écrit-il, que toutes fièvres pestilentiales prennent leur origine et commencement de putréfaction. » (*Gal.*, lib. 1, *de feb.*, chap. 6.) — « Putréfaction, selon le philosophe Aristote, *Meteor.* 4, chap. 1, n'est autre chose qu'une destruction et corruption de quelque chose humide, et de sa chaleur propre et naturelle, laquelle corruption procède d'une chaleur estrange ; car, comme dit Galien, *Meth.*, II, chap. 8, nulle chose se corrompt par sa propre et nayve chaleur. »

La nature peut être victorieuse de la putréfaction, c'est-à-dire lutter avec tant de succès contre les humeurs putrides contenues dans les vaisseaux qu'elle arrive à les neutraliser, pour ainsi dire, par la coction, et la maturation qui les collecte et les élimine à l'état de pus:

2

« le pus se faict, qui signifie la victoire de nature. »
Tantôt, au contraire, l'organisme a le dessous, parce
que la nature ne parvient pas à jeter le produit putride
« hors d'iceux vaisseaux ès émunctoires naturels, ou
bien que la vertu naturelle qui a cest office de convertir tout ce qui est dedans les dits vaisseaux en quelque bien est tellement débile qu'elle ne peut aucunement transmuer ne convertir la superfluité des humeurs
en quelque chose louable » et la putréfaction devient
alors maligne et mortelle.

La cause de cette putréfaction et de la contagion de
la peste, c'est la corruption de l'air inspiré : il pénètre
jusque dans les artères, et « offense les esprits, et principalement le vital contenu au sang des artères, puis
après la chaleur naturelle, tellement que puis après
icelle ne peut plus, ainsi qu'elle vouloit, régir ne gou-
verner par toutes ses facultez la masse sanguine, » et
celle-ci se corrompt.

Mais pourquoi l'air est-il corrompu? « Aucuns attri-
buent la cause d'icelle à Dieu par laquelle il punit les
péchez des hommes... Les autres au ciel, et aux astres,
et disent la conjonction de Mars et de Saturne estre
principale cause de la peste. Les Arabes nous remar-
quent ceci par la descente des cometes, et principalement si icelle se transfèrent vers l'Orient.» Galien invoque la chaleur excessive, la pourriture des cadavres
après les batailles; Me Aubert pense que « l'air se
putrefie aussi par la respiration assiduelle des infects
et pestiferez », mais il déclare que les individus les premiers frappés sont souvent prédisposés par la corruption de leurs propres humeurs, du fait de la misère et
de la famine.

Dans les divers types morbides de la peste, Aubert
distingue la peste bubonique, et les fièvres « qui produisent seulement de petites pustules de la grandeur
de grains de milliet... lesquelles sont quelquefois rou-

ges, quelquefois noyres ou le plus souvent violettes »,
probablement le typhus.

Quant à sa thérapeutique, elle est non moins énergique que variée ; la phlébotomie, bien entendu,en est le
fondement,et il la pousse « presque jusqu'à lypothimie
ou défaillance de cœur ». Il saigne à la céphalique, à
la salvatelle du pouce ou aux ranines dans les bubons
du cou, à la médiane, ou à la saphène dans les bubons
inguinaux. Si les forces faiblissent, un breuvage fait
avec deux onces d'eau de rose, une de vin blanc et une
dragme de terre sigillée réconforte le cœur,ce pendant
que la confection hamech combattra la putridité du
sang : mais Aubert a grande foi dans ce remède héroï-
que qu'est l'hellébore noir : « il faut l'enclore dans une
pomme, laquelle puis après estant enveloppée d'estoup-
pes arrousées et trempées en eau rose et puis bien expri-
mée il la faut faire cuire dedans des cendres fort chau-
des. Après que ceste pomme sera cuite il faut oster ladite
racine d'icelle et la donner à manger... adjoustant
quelque sucre rosat perlé.» Sur le bubon, les ventouses,
vésicatoires et scarifications feront merveille, en attendant que les humeurs soient collectées et qu'on puisse
leur donner issue à l'aide de la lancette ou du cautère
actuel ou potentiel ; sur la plaie détergée, on appliquera
l'emplâtre basilic ou l'emplâtre de diachylon, gomme
ammoniaque, galbanum et huile de scorpions. Mais
évitez les remèdes froids,tels que l'onguent populeum,
qui repousseraient les humeurs peccantes vers l'intérieur! et le néfaste antimoine des « nouveaux philosophes théophrastistes (1) ». Prenez donc la tisane de
Carline chère à Me Aubert, au lieu de cette drogue
d'alchimistes, qui a le triple inconvénient d'évacuer
indifféremment toutes les humeurs, peccantes ou non,
de débiliter les vertus vitales, et de ramener « les

_______________

(1) Partisans de Théophraste Paracelse.

humeurs malins et qualitez vénéneuses des parties ignobles et extérieures aux nobles et intérieures » !

Notre médecin insiste aussi sur le traitement prophylactique : dessécher les « corps humides et abondans en humeurs superflus » par un régime « desicatif », mouton, veau, volailles et citrons, safran ; ni porc, ni poisson, ni gibier, ni fromage, voilà pour le menu ; sobriété, continence et gaîté, voilà pour la conduite ; quelques purgatifs à l'aloès évacueront les superfluités, et l'usage d'un opiat alexitère à la thériaque ou au mithridate sera bien préférable, au dire de M⁰ Aubert, son inventeur, à l'ingestion recommandée par certains médecins d'un morceau « de tres vicil fromage » ou « d'urine propre d'un chacun sain et beüe au matin à jeun». Méprisons ces drogues malodorantes et hâtons-nous de recommander, pour purifier l'air, les fumigations de genièvre, de romarin, de myrrhe, d'encens, cependant que les vêtements contaminés seront exposés aux vapeurs du soufre ou du cinabre.

Mais le meilleur traitement prophylactique de la peste, le voici : « *Abi cito et longé, et tardé redi. Quod sané duntaxat privatis suadeo, non autem publico fungentibus officio qui salutem universi vitæ suæ quantumvis charæ anteponere debent* (1). »

Ces derniers, infirmiers, serviteurs et médecins que le devoir oblige à l'approche constante des malades, nous les voyons, conformément aux ordonnances d'Aubert, mouchetés de vésicatoires, bourrés de pilules purgatives et d'opiat à la thériaque, mâchonnant de l'angélique ou du girofle, s'aspergeant de vinaigre rosat à la thériaque : « Toutes lesquelles choses s'ils font diligemment, après avoir tousjours devant invoqué le Seigneur en vraye et vive foy, et le supplié de maintenir sa vertu en tels remèdes, je ne fay doute qu'il ne soyent preser-

_______________

(1) *Progymnasmata*, p. 119.

vez par iceux lesquels sont inventez par raison et longue expérience. »

> Ami lecteur en ce petit traité
> Tu as au vray dague, espee et rôdelle
> Pour te couvrir si tu es agité
> De quelque peste outrageuse et cruelle,
> Mais toutefois leue les yeux en haut
> Sans l'Eternel toy-mesme te deffaut.
> C'est luy qui peut sâs moyès te sauver
> Et si ne dois les moyens reprouver
> Que Iaques Aubert en ce lieu te presente
> Si tu ne veux un seul Dieu esprouver
> Œuvre à jamais au fidèle indecente.

### III

La médecine n'était considérée, au XVIe siècle, que
comme une branche de la physique, science générale
des phénomènes naturels; et le grand maître en
matière de physique était l'immortel Aristote. Jacques
Aubert, humble disciple du Stagirite, se mit un jour
en devoir de composer un traité de physique, et il le
publia à Lyon en 1584 avec une belle dédicace à Messire Jean de Wattenvill, consul de Berne. Les premières
pages portent une foule de recommandations, plus
élogieuses les unes que les autres, en vers grecs ou
latins, signées des doctes amis et correspondants de
l'auteur, Jean Antoine Sarrasin (Saracenus), médecin,
Simon Girard, jurisconsulte de Bourges, Moïse Molière
(Molerius,) etc. Ils mettent maître Jacques Aubert bien
au-dessus du grand Albert :

> Albertus fuerit Magnus, parvus tamen ecce
> Albertus, Magno (credite) major adest.

Aussi notre physicien parle avec l'orgueil d'un Titan

qui a escaladé le ciel et pénétré ses mystères : il connaît le secret des choses, les premiers principes et les lois de l'Univers. La matière et la forme, le moteur et le mobile, le fini et l'infini, le plein et le vide, le temps et le lieu, les quatre éléments, la genèse des corps simples et des mixtes lui sont des problèmes familiers. Il sait que la terre est le centre immobile du monde, sphère énorme qui tourne autour d'elle d'Orient en Occident, et il le prouve par raison démonstrative.

« La terre ne peut se mouvoir autour de son axe... En effet, si la terre se mouvait soit au centre du monde, soit en dehors, il serait nécessaire qu'elle se mût violemment, car le mouvement de la terre n'est pas un mouvement propre. En effet, si elle se mouvait par elle-même, chacune de ses parties serait certainement animée d'un mouvement naturel. Mais toutes ses parties retombent en ligne droite vers son centre lorsqu'il arrive par hasard qu'elles se meuvent. Et si le mouvement de la terre était violent, il ne saurait être perpétuel, car un mouvement violent étant contre nature ne peut être perpétuel. Mais l'ordre du monde est continu. De plus, si la terre se mouvait circulairement, elle serait certainement animée de plusieurs mouvements, qu'elle se meuve concentriquement au centre de l'univers ou qu'elle y soit ; car tous les corps qui se meuvent circulairement semblent mus par plusieurs mouvements émanés du premier mouvement du premier orbe. Ceci est suffisamment évident pour les astres errants qui sont agités par divers mouvements à partir du premier orbe. En outre, aucune partie de la terre ne se soulève sans une force extérieure ; donc la terre est totalement stable par nature (1). »

Cependant tout change sur ce monde en apparence immobile, grâce à la génération et à la corruption dont

______

(1) *Instit. phys.*, pp. 75-76.

les principes immortels sont la matière, la forme, le
perpétuel mouvement du ciel (Aristote), le chaud, le
froid, qui président à la genèse et à la décomposition de
toutes choses.

Après cette étude générale de la Nature, il faut considérer les diverses formes du monde sensible, et d'a-
bord les phénomènes qui se passent dans l'Empyrée, et
qui sont du domaine de la météorologie. « Cette science
enseigne les lois des événements qui se produisent dans
le lieu qui est proche de l'orbe de la Lune. Ce sont la
voie lactée, les comètes, tout ce qu'on voit flamber ou
remuer dans la zone supérieure de l'air et toutes les
choses qui sont regardées comme les accidents communs
de l'air et de l'eau ; de même nous connaîtrons toutes les choses qui se rapportent aux aspects de la terre,
et ses parties, et les accidents de ses parties, par exemple les causes des tremblements de terre et des vents,
et enfin tout ce qui est engendré par ces agitations :
entre autres les coups de foudre, typhons, tourbillons, et
les accidents et phénomènes qui sont produits par concrétion du fait de la gelée et du froid. Deux causes ré-
gissent tout cela : l'une est la matière des 4 éléments ;
l'autre, dont le mouvement tire son principe, est attri-
buable à une propriété des choses toujours mobiles
comme les corps célestes qui par leur mouvement exci-
tent la matière de tous les météores (1). »

Ainsi les images qui se forment dans les nuées, les
feux qui jettent dans le ciel des traînées sanglantes,
les comètes de terrible présage, les tempêtes, les vents,
la pluie, la neige, la rosée, l'arc-en-ciel, les halos, sont
expliqués par ces causes diverses et par l'autorité du
Péripatétique. Aubert raconte comment les tremblements de terre se produisent lorsque le sol, sec par lui-
même, est imbibé par les pluies d'une grande quantité

---

(1) *Instit. phys.*, pp. 115-116.

d'humeurs; ces humeurs, échauffées par le soleil et par le feu intérieur, forment beaucoup de vents qui, ne pouvant s'échapper au dehors, se déchaînent dans les entrailles de la terre et en ébranlent les assises.

Le terme où tend la Nature, c'est l'éclosion, en ce monde sublunaire, de la foule des êtres animés, végétaux, animaux, humains, vivifiés par les diverses modalités de l'âme, la végétative, la sensitive et l'intellectuelle. Ainsi Aubert arrive-t-il à l'étude de l'âme humaine, simple, immortelle, à la conception du bien et du mal, volupté ou douleur de la faculté sensitive, à la théorie du mouvement ainsi provoqué par l'impression d'attrait ou de répulsion perçue par les sept sens de l'âme sensitive : la vue, l'ouïe, l'odorat, le goût, le tact, le sens commun, l'imagination. En somme l'âme est la cause commune du mouvement de tous les animaux, comme Dieu est la cause du mouvement du ciel.

Ainsi se déroule le plan commun à tous les livres de physique de cette époque, passant du concept général du monde à l'étude de la terre, de ses éléments et des phénomènes naturels, puis à l'étude de la vie et de son principe, l'âme progressivement perfectionnée dans la série des êtres. Ainsi l'homme est replacé au centre de la nature, comme dernier terme de sa perfection, la science de l'homme se mêle à celle du grand Tout, celle de l'âme humaine à celle de l'âme universelle. C'est le fond de la cosmogonie et de la psychologie d'Aristote, l'essence du *Traité de l'âme*, de la *Physique*, de la *Météorologie*, qui se retrouve dans les écrits du XVI<sup>e</sup> siècle, que l'auteur s'appelle Jacques Aubert ou Guillaume Bigot (1).

Il est un chapitre des *Institutiones physicæ* qu'il nous faut reprendre en détail, celui qu'Aubert consa-

---

(1) Guillaume Bigot, de Laval, auteur du *Christianæ philosophiæ Præludium*, Toulouse, 1549.

cre aux métaux et autres produits « fossiles ». Comme Aristote, il place cette étude dans la météorologie, considérant ces minéraux comme des exhalaisons terrestres formées sous l'influence du froid, du chaud, du sec, de l'humide ; le soufre, l'ocre, le minium, sont engendrés par une exhalaison sèche ; les métaux fusibles, le fer, le cuivre, l'or, par une exhalaison humide. Mais M<sup>e</sup> Aubert avait en matière de chimie des idées spéciales, et il dut soutenir dans son *De metallorum ortu* des polémiques passionnées contre les alchimistes ; son contradicteur le plus illustre fut Joseph Duchesne, dit *Quercetanus*, le fougueux champion de la médecine chimique et spagyrique (1).

D'après les alchimistes, Théophraste Paracelse et Duchesne, il y avait deux classes de métaux : les parfaits, comme l'or, l'argent ; les imparfaits, comme le fer, le cuivre, le plomb, l'étain. Ce qui constitue les métaux imparfaits, c'est un mélange de soufre et de vif-argent, en des proportions variables selon l'espèce ; pour en faire des métaux parfaits, il faut en retirer le soufre (2). Les métaux sont engendrés dans la terre par des exhalaisons sèches ou humides sous l'influence du mouvement et de la lumière du ciel, selon Aristote, et de la situation et de l'aspect des corps célestes. Quant au froid, il n'agit pas, selon Albert le Grand : *frigus*

---

(1) Joseph Duchesne, dit *Quercetanus*, né dans le comté d'Armagnac, demeura en Allemagne, fut reçu docteur à Bâle en 1573, devint médecin de Henri IV. et mourut à Paris en 1609, âgé de 65 ans. La Faculté de médecine de Paris le voyait d'un mauvais œil à cause de ses pratiques alchimiques et médicospagyriques, et défendit à ses Docteurs de consulter avec lui.

(2) Il s'agit ici du soufre et du mercure des philosophes, et non des corps vulgairement désignés par ces noms. La fusion liquéfie les métaux en une masse aussi fluide que le mercure, principe et essence de la liquidité métallique ; les Arabes en concluaient que les métaux étaient composés d'une matière première fondamentale et commune, le mercure, et d'une quintessence spécifique propre à chacun d'eux, le soufre.

*materiam non mutat, solum constringit ; unde non gignit metalla.*

A ces propositions insoutenables des alchimistes, Mᵉ Aubert répond fort doctement et scolastiquement qu'il n'y a point de métaux parfaits ou imparfaits : chaque métal est parfait en son genre, car il a une forme ou entéléchie qui est son état définitif.

Il est produit par deux facteurs : une cause première, Dieu, dont la nature est le ministre, et régit la naissance et la mort de toutes choses. « Nous appelons ici nature le principe et la cause du mouvement qui est la propriété première et innée des choses naturelles, et non accidentelle, et aussi les qualités des éléments qui lui sont subordonnées (1). »

— L'autre cause, cause prochaine, n'est pas une influence astrale ; elle n'est pas non plus exclusivement le froid, comme le veut Aristote, ou le chaud, mais tantôt le froid, tantôt le chaud. La chaleur souterraine est à la fois d'origine élémentaire et céleste ; elle dégage sous terre des vapeurs métalliques qui vont plus loin se concréter dans les fissures sous l'action du froid et du temps. Albert le Grand a beau dire le contraire : qui ne sait que le froid et le temps précipitent et durcissent ce que la chaleur avait dissous ? « En somme, la pieuse Nature, mère des choses, utilise comme instrument la chaleur souterraine pour faire dégager, du mélange approprié des terres et des eaux, matière première et origine de tous les mixtes, une certaine vapeur; cette vapeur se répand dans les interstices des terres et des rochers, le froid la condense en une eau non pas simple, mais mêlée d'autres éléments. Ensuite, sous l'action d'un temps prolongé, elle s'épaissit, se concentre et enfin produit telle ou telle espèce de métal... l'or naît d'une vapeur, l'argent d'une autre, d'autres

---

(1) *De metallorum ortu*, p.44.

métaux d'autres vapeurs, et chacun de la condensation de sa vapeur (1). »

Au fond, toute cette argumentation est tendancieuse, et J. Aubert a saisi là une occasion de contredire les chimistes et les chercheurs de pierre philosophale; il les déteste, c'est pourquoi il écrit avec ardeur des livres dans lesquels *Chemiam esse vanam ostenditur;* il n'a pas de plus cruelle injure à décocher que celle de « chimiste ». Et comme les invectives ne suffisent pas, il échafaude, contre l'hypothèse du grand œuvre, des démonstrations fort scolastiques, avec des *si* et des *ergo* à n'en plus finir. En voici quelques-unes :

« 1º Il appartient à Dieu seul, très haut et puissant, de donner aux choses leurs formes essentielles; c'est à lui qu'obéit pieusement la nature des choses, en utilisant comme instruments les qualités premières des éléments. » Or, les métaux ont une forme essentielle ; donc c'est empiéter sur le droit divin que de tenter d'en fabriquer.

« 2º Aristote dit que toutes les choses naturelles ont leur principe en elles-mêmes, et les choses artificielles en dehors d'elles. Or, il n'y a pas de chimiste sous terre, et les métaux sont des minéraux naturels, issus des seuls principes naturels. Si la pierre philosophale pouvait fabriquer des métaux, les métaux seraient artificiels et non naturels.

« 3º Si la pierre philosophale avait par elle-même la vertu de changer le cuivre, le plomb, ou tout autre métal en or et en argent, elle se l'assimilerait, et ne pourrait par conséquent donner qu'une autre pierre philosophale, car tout agent naturel s'assimile ce sur quoi il s'agit.

« 4º Si la pierre philosophale donnait aux métaux sa forme naturelle, elle serait un générateur naturel.

---

(1) *De metallorum ortu,* p. 69.

Mais elle n'est pas elle-même un être naturel ; donc
elle ne donne pas aux métaux une forme naturelle,
mais seulement une forme accidentelle qui peut se sur-
ajouter au métal en expérience, puis s'en détacher sans
corruption du métal (1). »

Voilà des arguments tirés du raisonnement ; Aubert
en emprunta d'autres à la tradition et à l'autorité, et il
appela à son secours Thomas Eraste et Suavius Gallus
qui déclarèrent Maître Paracelse « *hominem impium
ac perditissimum* ». Après les arguments en prose,
vinrent les démonstrations en vers :

> Soufflez, enfans, je vous supplie
> En toute espèce de métal
> Puisque la fin de l'alchimie
> Est le chemin de l'hôpital (2).

Enfin, pour terrasser ses adversaires, le vieil Aubert
leur asséna en des préfaces furibondes tout un arsenal
d'épithètes, et son vocabulaire injurieux, pour être
moins riche que celui de Panurge, n'en est pas moins
original : il les appela chimistes stupides, souffleurs de
cendres, Cyclopes, farceurs, sycophantes, êtres exécra-
bles, fous, menteurs, impies, avares, fumivores, astrologues, charbonniers, etc., etc., etc. Ils avaient eu le
malheur de dire que Fernel approuvait la pierre philosophale au 2ᵉ livre du *De abditis rerum causis*. Les
insensés ! Fernel, au contraire, démontre clairement,
reprend Aubert, « que la pierre philosophale est justement le symbole des hommes vains et imposteurs. Aussi
est-ce faire une grosse injure à ce grand homme qui
a bien mérité de la vraie philosophie et de la médecine,
que de l'accuser faussement d'une pareille démence ;
bien plus, il les a raillés, il a découvert les impostures

---

(1) *De metallorum ortu*, p. 64.
(2) *De metallorum ortu*.

de leur art... A leur tour Sambucus et Scaliger disent,
à propos de l'imposture et de la démence des alchimistes, que ce sont deux vices de divers genres, quoique
ne réclamant qu'un seul et même remède, l'hellébore;
mais elle est inefficace, car l'imposture est un vice des
mœurs qui ne provient pas du tempérament, comme
le dit Galien, mais d'une maligne volonté qui est la
cupidité dépravée d'un intellect vicié... Quant à la
démence elle tient à un tempérament trop froid et trop
sec, comme l'ont bien démontré les médecins ; car elle
consiste en un genre de mélancholie qui est une affection froide et sèche du cerveau. Aussi les alchimistes
en proie à une semblable affection en sortent-il sales,
cachectiques, desséchés, noirs, horribles, moroses, toujours tristes, irritables, grincheux, grommelant dans
leur barbe et perpétuellement pensifs (1) ».

On peut bien penser qu'au xvie siècle de pareilles
invectives ne restaient pas sans réponse. Les mânes de
Zozime le Panopolitain et de Geber, d'Albert le Grand
et de Paracelse, inspirèrent à leurs disciples et conti-
nuateurs des répliques énergiques. Duchesne écrivit
une réfutation en règle du *De metallorum ortu* (2),
un gros bouquin pesant et rébarbatif, un corps hérissé
de syllogismes, autour duquel ses auxiliaires s'ébattent
en vers légers ; il y en a de grecs, de français, de latins;
le médecin Arnaud Syllas adresse ce

« SONET A M. IAQUES AUBERT TOUCHANT SON LIVRE

  Aubert, de ce tien petit livre,
  De ce tien nain, ton nourrisson

---

(1) *Progymnasmata*, exerc. LII, p. 292.

(2) *Ad Jacobi Auberti Vindonis de ortu et causis metallorum
contra chymicos explicationem, Josephi Quercetani Armeniaci
D. medici brevis responsio ; ejusdem de exquisita mineralium,
animalium et vegetabilium medicamentorum spagyricæ præpa-
ratione et usu perspicua tractatio.* Lugduni, apud Joannem Ler-
totium, 1575.

Gardé dix ans en ta maison,
La presse ne fut si tost libre
Qu'il voulut les Géans ensuivre
Eschellant les cieux sans raison,
Et faisant du mauvais garson :
Là-haut, dit-il, il me faut suivre ;
Pour moy seul est ceste ambroisie.
Lors Jupin qui vit la folie
De ce galant lui dit : Tout beau !
A tort j'employerais mon foudre.
Mais vous serez dans un tombeau
En un moment réduit en poudre. »

Voici d'autres rimes de Joseph de Bazets :

AUX DÉTRACTEURS DE LA PHILOSOPHIE CHYMIQUE

Crier fort contre l'Alchimie,
Appeller charbonniers, souffleurs,
Cyclopes, avares, menteurs
Et poussez de grande folie
Ceux qui de la philosophie
Cherchent avec force labeurs
Les beaux secrets intérieurs
Qu'est-ce autre chose qu'une envie
Qui ronge et mine les cerveaux
De certains grossiers animaux,
Qui, crevant de dépit et d'ire,
Tant ils se voyent ignorans,
Pour faire au moins des suffisans
Ne savent autre que mesdire ?

Voilà comme ces hommes doctes échangeaient des injures trilingues. Jacques Aubert trouva bien un allié en la personne de Jean-Antoine Fenot, de Bâle (1), auteur de l'*Alexipharmacum sive Antidotus apologe-*

---

(1) Fenot était docteur ès-arts et en médecine. Son ouvrage, si j'en juge par la lettre-préface qu'y ajoute le médecin J.-A. Sarasin, doit dater de 1575 environ.

*tica ad virulentas Josephi cujusdam Quercetani evomitas in librum J. Aubert de ortu, etc.* Bâle, s. d., in-8. Mais il se heurta à Priscien : *Prisciani Cœsariensis adversus Jac. Aubertum pseudomedicum grammatica expostulatio.* Lyon, s. d., in-8. Ce Priscien se souciait peu de l'honnêteté dans ses vers, qui pourtant sont en français :

*Priscian à ses compagnons les grammairiens.*

Vous Valle et Calepin, Donat et Despautaire,
Vous, dis-je, qui hantez avec moi les regens
Qui se peinent d'apprendre aux plus petits enfans
Du Collège les lois qui sont en la grammaire,

Donnez commun secours à un commun affaire,
Accourez, mes amis, ou tous vos rudimens
Sont du coup renversés par Jaquet courbé d'ans
Qui se montre à ce coup notre grand adversaire.

Toy, Valle, garde bien, je te pry, d'une part
Que le galant n'échappe. — Or sus ! brayes à part !
Puisque nous te tenons nous te ferons dédire.

Jaquet crioit merci, il ruisseloit de sang
Quand le bon Calepin qui fessoit en son rang
Le lâcha. Mais pourquoi? Fi ! je n'ose le dire.

N'insistons pas sur ce spectacle lamentable. Ces allusions méchantes à la décrépitude d'Aubert furent relevées avec indignation par un de ses amis :

Ecquid erit causæ, curnam tot flantibus ultro
Speratum toties mentitur in ignibus aurum?
In facili causa est : num sacræ filius artis
Candidus et simplex, vitio procul et sale nigro
Abdita naturæ sollers imitamina matris
Moliri solet, et gazas contemnere regum?
At qui non puduit juvenes implumibus alis
Aspersisse senem probris et pure maligno.

Quæ tamen in tenues vanescunt haud secus auras
Quam chymicum toties ex follibus evolat aurum.

Ces vers se trouvent en tête du dernier ouvrage de polémique signé d'Aubert, les *Duæ apologeticæ responsiones ad Jos. Quercetanum*. Duchesne prônait fort le Laudanum des Paracelsites, drogue excellemment préparée, car elle avait macéré de longs mois avec de l'esprit de vin et de l'électuaire diambre (1). Elle renfermait en outre de l'essence de safran, de castoreum, de corail, de perles, de momie, de l'huile de cinnamome, d'œillets, de macis (2) et d'anis, ce qui la rendait souveraine pour calmer les fièvres, arrêter les fluxions, et apaiser merveilleusement les douleurs ; ainsi avait-elle, au dire de Duchesne, la vertu « de conserver et de protéger la chaleur naturelle, en raffermissant les esprits, loin de les stupéfier. » Aubert vit dans ces phrases autant d'hérésies que de mots : « Tout ce que tu ajoutes à ton laudanum, mon cher Joseph, augmente sa propriété stupéfiante, au lieu de le rendre excitant : « est-ce que, grâce à ces aromates qui sont tous volatils, à l'eau-de vie rectifiée que tu appelles esprit-de-vin à la mode des chimistes, il ne gagne pas plus facilement et promptement le cerveau pour le stupéfier? Il faut être un inhabile homme et un Paracelsite pour ignorer que, le cerveau une fois atteint et stupéfié, les nerfs aussi pâtissent grâce à la loi d'association, et deviennent moins aptes à la sensation et au mouvement. » Loin de renforcer les esprits, les narcotiques les refroidissent, les émoussent (3).

---

(1) L'électuaire diambre, drogue arabe, contient, selon Mesuë, de la cannelle, du doronic, des clous de girofle, du macis, de la noix muscade, du galanga, des cardamomes, du gingembre, du santal citrin, du bois d'aloès, du poivre long, du musc, de l'ambre, etc., avec du sirop rosat et de l'eau de roses.

(2) Le macis est l'arille qui enveloppe la noix muscade, c'est une épice et un produit aromatique.

(3) *Apologeticæ responsiones*, p. 12.

Duchesne s'était aussi moqué de ce qu'Aubert parlât des crabes du lac Léman, le crabe étant un animal marin ; Aubert lui prouva qu'il y a des écrevisses dans l'eau douce ; or les écrevisses sont des crabes, donc le Léman contient des crabes, ce qu'il fallait démontrer. D'autre part, Duchesne préconisait la cendre d'yeux d'écrevisse contre la fièvre quarte. Aubert déclara ce moyen thérapeutique « *non solum absurdum, sed plane ridiculum,* » car c'est là un remède sec et la fièvre quarte, intempérie sèche, doit être traitée par les humectants. Au *Similia similibus curantur* de Paracelse, Aubert oppose le *contraria contrariis.* Ainsi la dernière querelle de Duchesne avec Aubert, qui mourut tôt après, fut-elle une brouille à propos de crabes.

## Œuvres de Jacques Aubert.

1º *Traité contenant les causes, la curation et précuration de la peste*, fait par Iaques Aubert Vandomois medecin. A Lausanne, par Iean Le Preux. Imprimeur de très puissans Seigneurs de Berne, 1571, 45 pp. in-8º.

2º *Des natures et complexions des hommes et d'une chacune partie d'iceux et aussi des signes par lesquels on peut discerner la diversité d'icelles. Œuvre très utile aux chirurgiens et à tous ceux qui désirent sçavoir leur nature et complexion*, par M. Iaques Aubert Vandomois medecin. A Lausanne, par François Le Preux, 1571, 202 pp. in-8º — et Paris, 1572, in-16, chez la veuve de Pierre du Pré (quelques exemplaires de cette édition de 1572 sont, selon Hauréau, au nom du libraire Nicolas Bonfons).

3º *Iacobi Auberti Vindonis de metallorum oriu et causis contra Chemistas brevis et dilucida expli-*

*catio*. Lugduni apud Iohannem Berion, 1575, 70 pp. in-8º.

4º *Iacobi Auberti Vindonis medici duæ apologeticæ responsiones ad Josephum Quercetanum, in priore de Paracelsicorum ladano et calcinatis cancrorum oculis disseritur, in posteriore Chemiam esse vanam ostenditur.* Lugduni, ex typographia Ioannis Ausulti, 1576, 64 pp. in-8º.

5º *Progymnasmata in Joan. Fernelii med. Librum de abditis rerum naturalium et medicamentorum causis : quibus adduntur quorumdam gravissimorum morborum curationes.* Auctore Iacobo auberto Vindone medico celeberrimo. Basileæ, per Sebast. Henricpetri (1579), in-8º.

6º *Institutiones physicæ in quatuor partes distributæ, quæ adeo perspicuæ sunt ut in libros Aristotelis qui* περι φυσικης ακροασεως *inscribuntur, instar commentariorum censeri possint,* auctore Iacobo auberto Vindone medico physico. Lugduni apud Antonium de Harsy, 1584, in-8°.

7º Σημειωτικὴ *sive ratio dignoscendorum sedium male affectorum et affectuum præter naturam,* auctore Iacobo Alberto medico physico Vindone. (Lyon) apud Iacobum Chouet MDXCVI, 72 pp. in-8º. — Lausanne, 1587, in-8º. — [Bâle, 1634, in-8º, avec la Chirurgie militaire de Fabrice de Hilden? d'après les frères Haag.]

# François Cureau de la Chambre (1).

___

La Grand'Rue est un des coins les plus pittoresques
des vieux quartiers du Mans ; elle est bordée d'antiques
maisons dont les combles pointus et les étages en saillie
se maintiennent à grand'peine sur leurs montants de
bois sculpté ; des mascarons grimacent au linteau des
fenêtres et des meneaux entrecroisent leurs moulures
dans l'ouverture des lucarnes. Çà et là un logis du
xviie ou du xviiie siècle contraste avec ces architectures
capricieuses par la froide sévérité de sa façade, simplement décorée de balcons de fer forgé ; ou bien c'est
un portail, dont le fronton porte encore les vestiges
d'un blason martelé ; il ouvre sur une cour silencieuse,
où l'herbe pousse, envahit les marches disjointes d'un
perron croulant, et l'on admire dans un angle, entre

---

(1) A consulter : Hazon, *Notice des hommes les plus célèbres
de la Faculté de médecine en l'Univ. de Paris*. Paris, 1778.

Haureau, *Histoire littéraire du Maine*. Paris, 1871, t. III.

R. Kerviler, *Le Chancelier P. Séguier*. Paris, 1874.

R. Kerviler, *Marin et Pierre Cureau de la Chambre*. Le Mans,
1877.

H. Chardon, *Les débuts au Mans de Marin Cureau de la
Chambre*, etc. Bull. de la Soc. d'agriculture, sciences et arts de
la Sarthe, 1874, pp. 603-658.

Jal, *Dictionnaire critique de biographie et d'histoire*. Paris,
1867, art. La Chambre.

E. T. Hamy, *Recherches sur les origines de l'enseignement de
l'anatomie humaine et de l'anthropologie au Jardin des Plantes*.
Paris, s. d. Extrait des Nouvelles archives du Muséum, 3e série,
t. VII, pp. 13-14, et pièce justif. V, VI, VII.

deux galetas, une gracieuse tourelle d'escalier aux ogives fleuries. La rue est sombre, tortueuse, et dans la perspective de sa descente rapide, qui va se perdre dans les pentes de la rue de la Truie-qui-file les toits se heurtent en désordre; parfois les masures s'écartent: c'est une impasse obscure, moisie, entre deux murs pleins de giroflées; parfois aussi cette fissure est une échappée sur la campagne immense et radieuse, qui apparaît, lointaine, éblouissante, entre ces murs noirs, comme un effet de lumière à la Rembrandt.

On peut encore admirer dans cette rue une charmante maison de la Renaissance, à laquelle la sculpture de son portail a fait donner le nom de maison d'Adam et d'Ève (1). C'est là qu'habitait en l'année 1630 François Duchesne, docteur en médecine; c'est là que sa fille Marie Duchesne, épouse du médecin Marin Cureau(2), vint faire ses couches. Elle mit au monde le 19 juillet 1630 un fils qui reçut le nom de François(3). Marin Cureau, sieur de la Chambre, confiant en son étoile, quitta bientôt la ville du Mans pour la capitale; nous n'avons point à y suivre sa carrière. M. Kerviler s'est chargé de la retracer; nous dirons seulement qu'il devint médecin du Roi et du chancelier Séguier, et membre de l'Académie française.

Son fils, le jeune François de la Chambre, devait arriver vite avec un pareil patronage : suivant l'exem-

---

(1) François Duchesne acheta cette maison le 20 février 1603 pour 2700 l. à Pierre Gougeon, conseiller au présidial du Mans, qui la tenait de Denys Gouffon (Goujon ?), médecin. Raphaël de l'Epine, fils du fondateur de la maison, l'avait vendue le 4 septembre 1556.

(2) Cureau épousa Marie Duchesne le 12 juin 1629 au Mans, devant Michel Hamcau, curé de Saint-Benoît.

(3) Registre des baptêmes de la paroisse de Saint-Pierre-la-Cour, à la date du 19 juillet 1630. « François, fils de honorable homme Marin Cureau, baptisé sur les fonts de Saint-Pierre par moi soubsigné. Parrain, Maître François Duchesne, docteur en médecine, et marraine, Marie Trouillet. Signé : Marreau. »

ple paternel, il choisit l'état médical. Il passa bril-
lamment ses premiers examens : le 26 novembre 1654
il soutenait sa première thèse quodlibétaire en présence
de son protecteur, le chancelier Séguier, sous la prési-
sidence de Fr. Guenault (1). *An cerebrum corde
nobilius ?* (2) Comment en douter, puisque c'est dans
le cerveau que se forment les esprits les plus nobles
et les plus subtils? Cureau proclama la suprématie
de l'encéphale. En 1655, nouvelle thèse par devant R.
Baralis : *An carnes piscibus salubriores? Aff.* — Le
père Cureau, voyant la Faculté bien disposée pour son
fils, voulut alors l'encourager à continuer et l'assurer
également de sa haute estime en lui dédiant un de ses
ouvrages : « *Novæ methodi pro explanandis Hippocrate et Aristotele specimen* » (Paris, 1655, in-8°).
L'en-tête portait : « *Clarissimis scholæ parisiensis
medicis.* » De la part d'un docteur étranger à elle (3)
et déjà haut placé, cet acte de déférence toucha infiniment l'École. Le 17 janvier 1656, F. Cureau soutint sa
dernière thèse, que présida Ant. de Sarte : *An asthmati
thermarum potus ? Aff.* Mais pour arriver à la licence,
il fallait encore subir l'examen de pratique. Notre candidat fut partout si brillant, qu'au jour solennel de la
proclamation des licenciés à l'archevêché, les docteurs
lui décernèrent le premier rang au classement. Avoir
ce qu'on appelait « le premier lieu » à la licence était
un honneur fort envié. Le père Cureau, très fier de son
fils, dénoua à cette occasion les cordons de sa bourse,
et l'heureux lauréat régala splendidement toute la
Faculté (4).

---

(1) Hazon, *Éloge hist. de la Faculté de médecine de Paris.*
Paris, 1763, p. 53.

(2) Th. Baron, *Quæstionum medicarum, quæ circa medicinæ
theoriam et praxim... agitata sunt et discussæ.* Paris, 1752.

(3) *Me in vestrum ordinem cooptatum...* dit Cureau. Il s'était
probablement fait agréger à la Faculté.

(4) Hazon. *Éloge historique de la Faculté de médecine*, p. 53.

Le 20 juillet 1656, eut lieu l'acte de Vespérie :

*An tota sua substan-* $\left\{\begin{array}{l}\textit{vesicam cantharides?}\\ \textit{pulmonem lepus marinus?}\end{array}\right.$
*tia lœdant.*

Le lièvre de mer était toujours pourvu de la mauvaise réputation que lui avaient faite, après Aétius, Pline et Galien, Paré et Rondelet. On l'accusait, d'après Galien, de blesser et ulcérer le poumon, sans compter une foule d'autres méfaits, à telle enseigne que le bon Paré conseille de « se garder d'en user en viandes et aussi le sentir ou le regarder par trop ». Je doute fort que Cureau l'ait disculpé de ces calomnies.

Le 3 août 1656, se déroula la classique solennité doctorale :

*An Sirii temperando œstui* $\left\{\begin{array}{l}\textit{balneum}\\ \textit{etesiœ?}\end{array}\right.$

Enfin le 15 novembre on célébra l'acte pastillaire :

*An faciei consensus cum re-* $\left\{\begin{array}{l}\textit{Nœvis?}\\ \textit{Colore?}\end{array}\right.$
*liquo corpore :*

François Cureau fit acte de régence la même année, en présidant la thèse de Pierre Cressé : *An totus homo ex facie? Aff.* Baron n'indique pas qu'il ait jamais dirigé d'autres débats académiques.

A peine docteur, François avait déjà un élève, son frère cadet Pierre ; mais, en dépit de l'hérédité, Pierre Cureau ne tarda pas à manifester une vive répugnance pour les études médicales ; il y renonça bientôt et entra dans les ordres ; il devint curé de Saint-Barthélemy-en-la-Cité et membre de l'Académie française. Quant à François, la haute position que son père s'était faite par ses relations, ses titres et ses écrits lui assurait sans peine une riche clientèle. Le service du Roi absorbant les instants de maître Marin Cureau, il se déchargea sur son fils des soins à donner à la famille du chancelier Séguier. Vers la fin de 1659 la Cour voyageait dans le Midi, attendant le résultat des préliminaires de la paix des Pyrénées, qui allaient se terminer par le mariage du Roi. Les petits-fils du chancelier Séguier, le duc de Coislin et son frère l'abbé (1), suivaient le cortège, escortés de François Cureau comme médecin. Ainsi entouré, ce dernier était tenu au courant des négociations en cours, assez pour transmettre à son protecteur le chancelier les nouvelles complémentaires qu'il pouvait apprendre. Le 7 novembre 1659, fut signée la paix des Pyrénées. Cureau écrivit à Séguier la lettre que voici (2) :

Monseigneur,

Je n'aurois pas pris la liberté de vous escrire sans la bonne nouvelle que j'ay à vous mander de la signature de la paix et du mariage qu'apporta hier à une heure du matin M. le duc de Créquy ; elle a esté icy d'autant plus agréable qu'il y avoit longtemps que l'on l'attendoit, l'on croyait que l'on feroit demain la publication et que le Te Deum en seroit chanté, mais l'on attend pour cela la nouvelle de la vériffication pour laquelle les Espagnols ont demandé un moys. Ce devoit estre hier la dernière conférence et l'on nous fait espérer que Son Eminence sera icy dans le vingtiesme, mais cela est fort incertain, et si elle y est à la fin du moys ce sera beaucoup. Son arrivée déterminera le voyage de Provence dont l'on parle beaucoup. Nous avions esté allarmés de la mort de l'infant d'Espagne de crainte qu'elle ne reculast la signature de la paix et nostre peur avoit augmenté par la nouvelle de la maladie du prince d'Espagne qui a eu deux

---

(1) Armand du Cambout, premier duc de Coislin, né le 1er septembre 1635, membre de l'Académie française (1652), lieutenant général, mort en 1672. — Pierre de Coislin, abbé de Jumièges, de Saint-Victor, fut évêque d'Orléans, cardinal et commandeur du Saint Esprit.

(2) Ces lettres se trouvent à la Bibliothèque Nationale, Cab. des titres, Correspondance de Séguier, t. XXIX, XXXI, XXXII. mss. français 17.395 et suiv.

jours la fièvre, mais le Roy d'Espagne avoit escrit à dom Louis d'Haro que rien ne le pourroit destourner du désir où il estoit de faire la paix et l'alliance, et que quand le prince d'Espagne fust mort, il eust prié le Roy de luy donner son frère pour le marier avec sa seconde fille. Vous pouvez penser, Monseigneur, quelle joye toutes ces nouvelles ont causé en cette cour, mais je vous puis asseurer que celles du restablissement de vostre santé n'ont pas esté moins agréables, tout le monde y a pris une part toute singulière, et je puis dire qu'elle a fait revivre messieurs de Coislin qui estoient dans une consternation inconcevable, et dans le dessein de prendre la poste, si leurs amys et moy ne leur eussions fait connoître que le mal n'estoit pas si grand puisque mes lettres n'en disoient mot. Je prie Dieu, Monseigneur, qu'il vous conserve cette santé qu'il vous a redonnée aussy parfaitte qu'ils vous la souhaittent et qu'on son parer le désire et le demande, par ses vœux continuels, Monseigneur, vostre très humble, très obéissant et très fidelle serviteur.

La Chambre.

Les Coislin avaient bien fait de se munir d'un médecin, car l'abbé de Coislin tomba malade à Pau vers le mois d'avril 1660 ; il guérit d'ailleurs et La Chambre écrivit à la fois à son père Marin Cureau qui conservait la haute main sur le traitement, et à Séguier pour le rassurer :

A Pau, ce 4 may (1660).

Monseigneur,

L'indisposition qu'a eue M. l'abbé me fait prendre la liberté de vous escrire pour vous oster l'inquiétude qu'elle vous auroit peu donner, et vous asseurer qu'elle est entièrement passée, et luy tout à fait hors de tout péril ; il vouloit se donner l'honneur de vous escrire, mais je l'en ay empesché et j'ai cru que vous auriez assez de bonté pour adjouster foy à la certitude que je vous en donne. Je mande à mon père le destail de son mal qui n'a esté grand que dans la conjoncture d'un voyage long et pénible, et dans la foiblesse naturelle de son tempérament ; cela m'a obligé à y prendre des précautions particulières. Je ne manqueroy pas à vous mander exactement (autant souvent que le permettront les couriers de cette ville) l'estat où il se trouvera, et d'en avoir tout le soin que je suis obligé ; j'espère que vous aurez assez de bonté pour moy pour ne point douter de cette vérité et pour croire que je suis avec respect, Mgr, etc... »

L'abbé de Coislin fut sans doute rétabli à temps pour assister à Saint-Jean-de-Luz aux fêtes du mariage de Louis XIV (9 juin 1660). Mais François Cureau, à peine de retour à Paris, dut encore donner ses soins à la fille de Séguier, Madame de Sully.

Vers la fin d'août 1661, cette dame ayant dessein d'aller en Picardie se mit en route pour le Nord ; mais elle tomba malade à Pontoise, et Cureau d'accourir ; il la fit incontinent transporter à Epinay et se mit en devoir de combattre la maladie : *primo, purgare, clysterium donare ;* mais bouillons et clystères, rien n'y fit ; *postea saignare ;* la saignée fut plus efficace et la dame se rétablit. Il faut lire les missives que le médecin écrivait à Séguier avide de nouvelles, et ses explications : les vapeurs de la rate qui se portent à la poitrine, les fumées qui s'élèvent du ventre ; c'est presque un écho des doctorales discussions du *Malade imaginaire.*

A Paris, ce 3 septembre.

Monseigneur,

Comme les accidens de la maladie de Madame de Sully n'estoient plus considérables, qu'elle n'estoit pas trop commodement à Pontoise, et que si elle y fust demeurée elle n'eut pu s'empescher de poursuivre son voyage de Picardie, où assurément elle fust tout à fait tombée malade, je luy ai conseillé, comme je me suis donné l'honneur de vous le mander, d'aller à Espinay où l'on tascheroit de dissiper les restes de la fièvre. Elle partit donc de Ponthoyse hier après midy, et avec assez de peine elle arriva à Espinay, ses douleurs de ventre s'irritoient quand le carrosse alloit sur le pavé et elle eust presque tousjours mal à la teste ; cela se calma un peu une ou deux heures après son arrivée, elle a assez bien dormy la nuyt quoiqu'hyer sur le soir elle eust un peu froid aux pieds, un peu de chaleur extraordinaire apres, et à l'issue de son sommeil qu'elle se soit trouvée en sueur, cela m'a empesché de la purger demain voulant voir si ce ne seroit point quelque fièvre qui se voulut régler, y ayant assez d'ordure dans son ventre pour cela. Je suis revenu aujourd'huy fe icy un tour et demain je retourneray la voir pour resouldre ce qu'il y aura à faire. Je ne manqueray pas à vous mander des nouvelles, cependant je vous puis asseurer qu'elle est hors de tout danger et qu'elle en sera bientôt quitte. Je suis... etc.

A Paris, ce 5 septembre 1661.

Monseigneur,

J'eus l'honneur de vous escrire avant-hyer et vous mander comme Madame de Sully estoit arrivée à Espinay ; celle-cy vous apprendra que depuis qu'elle y est elle n'a presque point esté sans fièvre, elle n'est pas à la vérité considérable, mais elle luy redouble troys à quatre foys le jour et ce redoublement vient par un mal de teste assez violent, et se termine par une moiteur à la teste et au dos ; je ne fais pas grand compte de tout cela, parce que je suis persuadé que c'est l'ordure que les eaux ont poussé dans son ventre qui lorsqu'elle s'agite esleve des vapeurs qui luy causent ces petites émotions de fièvre, et par son séjour entretient le petit dérèglement de son pouls, de sorte que je pensois la purger doucement aujourd'huy. Mais comme elle se trouva hyer au soir un peu plus agitée qu'à l'ordinaire je lui ay conseillé de différer ce dessein, de revenir à Paris où elle seroit plus commodément et en estat d'estre plus tôt secourue ; elle y a donné les mains et je l'ay ramenée après midy à Sainte Elysabeth, demain matin j'auray l'honneur de la voir à sept heures pour résoudre si elle prendra l'infusion d'un... et demy de senné ou si je la feray saigner. Je vous manderay l'estat où je l'auray trouvée. Je suis avec un profond respect... etc.

Le 6 septembre 1661.

Monseigneur,

Le petit remède qu'avoit pris aujourd'huy Madame de Sully a assez bien fait et l'émotion qu'elle a eue sur les dix heures du matin n'a pas esté si violente que ces jours passés, ny son mal de teste quoiqu'il ne fust pas encore passé à sept heures du soir que j'ay eu l'honneur de la voir, mais je l'ay trouvée si abattue et si foible, et les matières qu'elle a rendues si échauffées que j'ay jugé à propos de la laisser en repos un jour ou deux pendant lesquels elle prendra de l'eau de poulet où l'on aura infusé de la crème de tartre. J'espère que ce remède quoique petit la rafraischira, abbaissera une partie de ces vapeurs âcres qui en se retireant à la teste y causent de la douleur, et préparera les matières qui séjournent dans son ventre qui après cela obéiront plus aysément aux remèdes, mais ce que je trouve de plus considérable et qui semble estre au-dessus des remèdes, c'est un chagrin mortel et une mélancholie qui ne l'abandonne point, et qui luy fait faire les choses qui sont nécessaires pour sa santé avec une indifférence un peu trop grande. Il n'y a que vous, Monseigneur, qui puissiez la soulager de cela, et l'art a tant besoin de ce secours qu'il ne peut faire que fort peu de chose... Je vous demande pardon de la liberté que je prends de vous dire ces choses, mais comme vous m'avez recommandé sa santé si particulièrement, je me trouve obligé de vous advertir des obstacles qui empeschent son parfait rétablissement. Je suis, etc.

A Paris, ce xij septembre (1661).

Monseigneur,

J'ay demeuré longtemps sans me donner l'honneur de vous escrire pour vous apprendre des nouvelles de la santé de Madame de Sully, parce qu'elle estoit tousiours dans le

mesme estat et que j'espérois qu'une médecine ou deux la
pouroient restablir, mais quoique celles qu'elle a prises
l'ayent fort soulagées et que ses incommodités en soient fort
diminuées, néantmoins comme son mal de teste continuoit
et qu'elle ressentoit des fumées de chaleur qui s'élevoient
de temps en temps à sa teste, j'ay cru qu'il falloit en venir
à la saignée que j'avois tant mesnagée, de crainte que cette
chaleur ne se communiquast à la masse du sang. On luy tira
donc hyer deux poilettes de sang qui s'est trouvé fort corrompu, et du depuis son mal de teste à disparu, il ne luy reste
plus qu'un petit estourdissement et une légère chaleur à la
poitrine que causent les vapeurs de la ratte qui s'y portent;
je ne doute point que les bouillons spécifiques pour ce mal
qu'elle prend tous les jours ne le dissipent, et que bientôt
elle ne soit en estat d'avoir l'honneur de vous voyr, elle
en est dans une impatience si grande que j'ay peur qu'elle
n'attende pas le parfait rétablissement de sa santé; elle a
voulu avoir la bonté de vous escrire pour la charge de médecin de la Reyne (1) et elle a cru qu'ayant eu la générosité
de mettre nostre petite famille dans l'estat où elle est, vous
auriez encore celle de l'eslever plus haut si vous le jugiez à
propos; comme nous ne voulons jamais estre que ce que
vous nous ferez et que vous scavez mieux ce qu'il nous faut
que nous mesme, je n'ose, Monseigneur, prendre la liberté de

---

(1) Voici un fragment de la lettre écrite à cette occasion à Séguier en septembre 1661 par Madame de Sully; nous en respectons
l'orthographe (?) :

« Monsieur, les soins que Monsieur de la Chambre a pri et pren
tou les jours de moy dens mes mos moblige dens na voir la dernier reconesense et de cherche les au casions de le faire paroytre;
sais se qui faict que ayent a pri la mor du mai desen de la royne
j'ay pense que seret unne charge tout preste pour Mr. de la
Chambre le per et dotens plus que mesieur Guenot ni Braier ni
pense point ni nen veulent..... ensi monsieur je ne voi personne
qui peut plus légitimement pense a sait plaire et je crois que si
vous avic la bonté dens parle ou dens faire dire un mot que cela
pouret aseurement reussi, et vous me permetcres da joute que
sela ne vous seret pas inutile..... d'avoir à..... des gens a vous
dont la fidélité vous soit conue et par la quel vous pourres estre
averti des choses qui vous regarderoit... »

(Bibl. Nat., Corresp. de Séguier, t. XXXII, f° 86-87.)

vous rien dire là-dessus, dans la forte confiance où je suis que vous ne nous abandonnerez jamais, et que vous nous protégerez tousjours avec la même bonté que vous avez fait jusqu'à présent. Je suis, etc.

On voit par cette dernière lettre que l'amitié de Séguier n'était pas sans profit pour Cureau. Déjà, en 1660, il lui avait écrit d'Aix pour lui demander son appui, afin d'obtenir la place de médecin des jésuites (1). Grâce au chancelier, il fut pourvu, selon son désir, de la place de médecin ordinaire de la Reine et des Enfants de France. La mort de son père lui fournit encore l'occasion d'hériter de quelques titres honorifiques et lucratifs (2).

Un jour, en effet, François de la Chambre, appelé en consultation avec Guy Patin, lui apprit que Marin Cureau était au plus mal. De fait, le vieil académi-

----

(1) D'Aix, le 20 janvier 1660 (à Séguier).

« Vous avez eu la charité autrefois de prier les R. P. Jésuites de me faire leur médecin quand le leur serait mort ; l'on mande qu'ils est à l'extrémité ; c'est ce qui m'oblige à recourir à vous pour vous supplier très humblement de faire en sorte qu'ils attendent mon retour, en leur en donnant un autre qui agisse pour moy dans mon absence. Je croy, monseigneur, qu'ils ne peuvent vous le refuser s'il vous plaist leur en faire dire un mot. Cet establissement ne me peut estre que considérable, dans l'envie que j'ay de me donner tout entier à ma profession et je vous auray l'obligation de m'avoir ouvert le chemin de pouvoir réussir. La bonté que vous m'avez toujours témoignée est cause de la liberté que je prends et je n'ay point d'autre excuse à vous en faire sinon que vous ne saurez despartir vos grâces à personne qui en soit plus recognoissant que moy, qui vous soit plus absolument attaché, et qui soit avec plus de respect et de fidelité, etc. »

(Bibliothèque Nat., Cab. des titres, Corr. de Séguier. Rec. mss. XXXI, 11.)

(2) Patin à Falconet, 29 novembre 1669 :

« Je consultai hier avec M. Fr. de la Chambre notre collègue, fils du médecin de M. le chancelier et médecin ordinaire du Roy, qui a acheté cette charge 70.000 livres et qui est frère de Pierre de la Chambre, curé de Saint-Barthélemy en cette ville. Ce M. de la Chambre me dit tout affligé que son père se mouroit. »

(*Lettres de Guy Patin*, par J. H. Réveillé-Parise. Paris, 1846, t. III, p. 718.)

cien mourut le 29 novembre 1669, et son fils François contresigna son acte d'inhumation sur les registres de l'église Saint-Eustache. Le 7 mars 1670, François succéda à son père dans la charge de « médecin ordinaire du Roy en l'absence du premier médecin ». Nous le voyons encore nommé le 11 mars 1670 « médecin ordinaire des bastimens pour avoir soin de tous les officiers servans employéz en l'Estat » ; en 1671, médecin ordinaire pour servir auprès de l'amiral de France. Enfin il prit part à l'enseignement public : le 31 juillet 1671, il était nommé sur la présentation de Vallot et grâce à l'appui de Colbert « démonstrateur opérateur de l'intérieur des plantes médicinales » au Jardin du Roy, à la place de Marin Cureau de la Chambre, son père », et « de tous autres médicamens et opérations chirurgicalles ». Trop occupé, il se fit suppléer en 1672 par le docteur Pierre Cressé pour le cours, et le chirurgien Pierre Dionis pour les démonstrations du Jardin Royal. Il eut probablement occasion d'y rencontrer son compatriote le botaniste Louis Morin, qui s'occupait des plantes, en compagnie de Tournefort. Ces diverses charges grossissaient le chiffre de ses revenus : il touchait 1.000 l. par an comme médecin des bâtiments, 1500 l. pour ses cours au Jardin des plantes ; il est vrai que ces appointements étaient soldés fort irrégulièrement, quelquefois avec deux ou trois ans de retard. « Plus payée en grâces, en faveurs, en honneur qu'en argent, presque toujours la maison du Roi, disent les Goncourt, voyait sans murmurer la Royauté en retard avec elle de trois années de payement, et parfois de sept en temps de guerre (1). »

(1) E. et J. de Goncourt, *Hist. de la Société française pendant la Révolution*, p. 28.

Voici quelques chiffres relevés dans les *Comptes des Bâtiments du Roi*, publ. par J. Guiffrey. Paris, 1881 t. I. Nous ne les prenons qu'à partir de 1670, presque toutes les gratifications antérieures se rapportant à Marin Cureau.

M. François de la Chambre, dignitaire de hautes fonctions, protégé de Colbert (1) et de Séguier (2), était devenu un personnage important, et auquel on se recommandait; Hazon dit qu'en 1673 Louis Le Vasseur, un des docteurs de la Faculté, lui dédia un ouvrage intitulé *Sylvius confutatus*, non sans éloges pompeux. Nous n'avons pu retrouver cet ouvrage à la Bibliothèque Nationale.

Le lundi 25 mars 1680, noble homme (3) François Cureau, sieur de la Chambre, premier médecin de la Reine, médecin ordinaire du Roi, démonstrateur au Jardin du Roi et docteur de la Faculté de Paris mourut en cour. Il fut inhumé le 28 en grande pompe à l'église Saint-Eustache, où reposait déjà son père; de

1671. Appointements de médecin des bâtiments, payés seulement le 5 avril 1674 . . . . . . . . . . . . . . . . . . . . . . . . . . . . . . . . . . 1000 l.

1672. App. de sa chaire du Jardin royal . . . . . . . . . . . 1500 l.

1672. App. de médecin des bâtiments, payés le 3 avril 1674 . . . . . . . . . . . . . . . . . . . . . . . . . . . . . . . . . 1000 l.

1673. App. p. les fonctions de démonstrateur des plantes au Jardin royal (payés le 4 juin 1675) . . . . . . . . 1500 l.

1674. App. du Jardin des plantes . . . . . . . . . . . . . . . 1500 l.

1675. Id . . . . . . . . . . . . . . . . . . . . . . . . . . . . . . . . 1500 l.

1676. Id . . . . . . . . . . . . . . . . . . . . . . . . . . . . . . . 1500 l.

1677. « Au Sr de la Chambre, premier médecin de la Reine, démonstrateur de l'intérieur des plantes médicamenteuses et opérations chirurgicales, pour ses gages pendant la dite année. » . . . . . . . . . . . . . . . . . . . . . . . . 1500 l.

(1) « M. de la Chambre, médecin très célèbre et de l'Académie française, étant venu à mourir, toute l'Académie songea à me nommer à sa place ; mais M. Colbert me dit que je n'y songeasse pas parce que M. de la Chambre, médecin et fils du défunt, lui en avait parlé pour son frère, curé de Saint-Barthélemy. Je n'y songeai plus. » (*Mémoires de Perrault*. Avignon, 1759, in-12, livre III.) D'ailleurs Perrault se trompe, car c'est l'abbé Regnier Desmarais qui succéda à Marin Cureau, et Pierre Cureau n'entra à l'Académie qu'en 1670.

(2) Séguier ne lui manqua qu'en 1672. Le chancelier mourut le 28 janvier 1672.

(3) Armes des La Chambre : d'argent, au chevron d'azur, cantonné de 3 flammes de gueules, 2 et 1. — Selon M. Kerviler (*loc. cit.* p. 6), d'azur au chevron d'or cantonné de 3 flammes de même.

nombreux docteurs en robe rouge, fourrée d'hermine, des gens de la cour, des académiciens collègues de son frère, suivirent le convoi qui fut fort imposant. Le 5 avril la Faculté fit célébrer dans sa chapelle un service pour le repos de son âme (1).

Bien apparenté et pourvu de hautes relations, La Chambre n'eut pas grand'peine à se pousser dans le monde, et comme il était fort intelligent et médecin capable, à retirer de sa situation tout l'honneur le profit possible. Mais absorbé par tous ces soins, il est resté médecin de cour, et rien que cela. Il n'a rien laissé dans la science, et il y a loin de sa vie stérilisée par ces obligations mondaines à l'existence laborieuse, à la pauvreté fière d'un Morin ou d'un Poupart.

On ne possède de lui, à part ses thèses, aucun ouvrage. « Cependant, dit M. Chardon, on conserve dans divers recueils de la Bibliothèque Nationale quelques-unes de ses lettres adressées au chancelier et à M<sup>me</sup> de Sablé, les amis de sa famille. Quand mourut-il ? Se maria-t-il ? On n'en sait rien… On se prend à présumer qu'une mort prématurée vint l'arrêter dans sa carrière et que la postérité directe de Marin Cureau de la Chambre n'alla pas au-delà de la première génération. » Nous n'avons pu retrouver à la Bibliothèque Nationale ses lettres à M<sup>me</sup> de Sablé, et celles qu'y contient le portefeuille de la marquise sont de Marin Cureau. Mais nous possédons la date de sa mort : elle est dans les commentaires de la Faculté. Quant à savoir s'il laissa une postérité, rien dans ses lettres n'y fait allusion.

---

(1) « Die Lunæ 25<sup>a</sup> Martii 1680, M. Franciscus Cureau de la Chambre, primarius Reginæ Francorum medicus, e vita migravit Parisiis, ejusq. cineres in æde Deo sacra sub invocatione Sancti Eustachii conduntur, adquam statuus fuit ejus cadaver, magnâ comitante doctorum cappatorum catervâ, die Jovis sequenti 28<sup>a</sup> prædicti mensis, et die 5<sup>a</sup> Aprilis, piis ejus manibus sacra parata sunt in Scholis medicorum. » (*Commentaires de la Faculté de Médecine*, t. XVI, p. 293.)

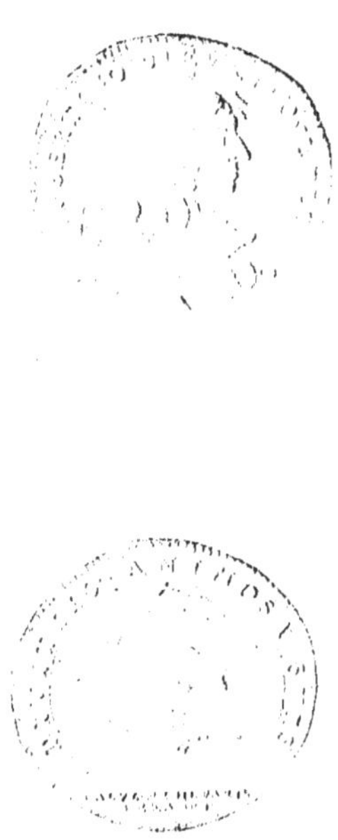

Jeton de BERTIN DIEUXIVOYE
Doyen de la Faculté de médecine de Paris (1682-1684).

# B. Dieuxivoye [1].

———

Bertin Dieuxivoye (Hazon écrit Dieuxevoye), naquit
au Mans vers 1620 (2). Bachelier en médecine en 1647,
nous le voyons cette année-là entamer la série des thèses
qui doivent le mener à la licence ; la première est présidée par P. Regnier : *An parentibus jam senibus
nati prudentiores?* Aff. La deuxième est dirigée par
Louis Le Noir : *An maribus, ut fœminis, gravissimi
ex Veneris abstinentià affectus?* Aff. La troisième
thèse, Dieuxivoye la soutint en 1648 par devant Maître
J. Cornuty : *An ablactatis purgatio frequens?* Aff.
Le candidat fut brillant, sans doute, en théorie comme
en pratique, si j'en juge par les louanges qu'il recueil-

———

(1) A consulter : Hazon, *Notice des hommes les plus célèbres
de la Faculté de Médecine... etc.* Paris, 1778. — H. Th. Baron,
*Questionum medicarum... series chronolgica.* Paris, 1752. —
Hauréan, *Histoire littéraire du Maine.* Paris, 1872, tome IV.

(2) A la p. 116 du ms. de Négrier de la Crochardière (Archives
de la Sarthe, fonds municipal, Reg. 182) on lit que Bertin Dieuxivoye était « petit-fils de Bertin Dieuxivoye, canonnier et fondeur au
Mans ; il avait une maison dans le bas de la rue St-Vincent der-
rière laquelle il y avait une place de jardin dans le fossé. »

Les Dieuxivoye étaient une vieille famille sarthoise qui donna à
la ville du Mans des fondeurs et des gens de loi. Nous notons
Pierre Dieuxivoye, huissier audiencier au présidial du Mans, cité
en 1650 ; Jean Dieuxivoye, huissier audiencier à l'élection du Mans,
époux de Françoise Rousseau, mort dès 1657 ; Marguerite Dieuxivoye, épouse de François Maudet, maître chirurgien, citée en 1652.

lit le jour du paranymphe, à la clôture de la licence. C'était une fête solennelle : la Faculté tout entière se pressait dans les salles basses ; et devant les invités de marque, chancelier de l'Université, délégués du Parlement, devant le doyen et les docteurs fourrés d'hermine, les licenciés et les bacheliers émérites drapés dans leurs toges rouges, un orateur prononçait en beau latin l'éloge des licenciandes et de la très salutaire Faculté de médecine de Paris. Il s'appelait, cette année-là, Robert Patin. « Mon ami Dieuxivoye, dit-il (et j'abrégerai), ce sont des gens assez raisonnables, il me semble, que ceux qui pour louer ou décrier un homme, invoquent sa patrie, pensant que ses mœurs et la supériorité de son esprit doivent être rapportées en grande partie aux conditions de ces régions. Car enfin, en considérant ta personne et les qualités de ton esprit, je découvre, conformément à la vérité que je soutiens, qu'elles ne proviennent point d'ailleurs que de ton sol natal. Pour ne les point citer toutes, je me plairai à insister sur deux d'entre elles que je t'ai vu réunir au suprême degré, la constance d'abord, et puis la prudence d'Ulysse. Je vous présente un iatrogoniste qui n'est ni Parisien, ni Campanien, ni Belge, ni Batave, ni Béotien, mais bien Manceau : c'est-à-dire un homme précautionné, circonspect, l'homme de toutes les circonstances ; se comportant avec retenue, il sait être homme avec les hommes, vieux avec les vieillards, gai avec les joyeux, sévère avec les gens graves ; changeant à propos de visage dans un court espace de temps, il a su s'insinuer dans les faveurs et l'amitié de tous les médecins de notre ordre, et d'au moins six cents personnes des deux sexes. Il arrive à beaucoup de gens, lorsqu'ils se trouvent dans un banquet, de saisir les conversations d'une oreille prompte, pour les répéter bientôt à tort et à travers, témérairement. Notre Dieuxivoye, au contraire, — et ce n'est pas pour dire qu'il n'a point de bonnes oreilles — est tout à fait muet, j'ose le dire, sur les défauts de ses amis, et très éloquent à les louer. Quant à sa constance, peu la connaissent, mais je ferai en sorte que tout le monde l'admire. Vous voyez en lui l'enfant d'une ville opulente et vaste, l'unique héritier de ses parents, leurs délices, leur vie. On l'avait envoyé à Paris dans le dessein d'orner son esprit de tous les genres d'érudition, dans la science médicale surtout, pour qu'ensuite, reçu docteur n'importe où, et rapidement, il revînt à la maison exercer la médecine au milieu des siens. Telle était la somme des vœux que formait sa mère ; les douceurs de la patrie, la douce habitude de ses proches, les commandements, les trop fréquents appels d'une mère très chère auraient dû l'inviter à y répondre, sans compter une dot considérable et assurée, s'il l'eût voulu. Mais rien de tout cela ne put détourner ce vaillant et brave athlète du dessein de conquérir le laurier doctoral dans cette arène parisienne. Il s'y appliqua d'une telle ardeur, il se persuada si bien qu'une parfaite connaissance de l'anatomie est nécessaire pour parfaire l'intelligence de notre art, qu'il ne cessa point de disséquer avant d'exceller d'une façon admirable en cette partie, comme un autre Hérophile, ou Riolan. Personne ne doute que celui qui doit être proclamé supérieur dans une chose est celui qui s'est montré admirable en toutes ; j'en prends à témoin cette École qui tant de fois l'a entendu discourir, disputer, et répondre à merveille..... Que souhaiterons-nous donc encore à ce jeune homme orné de titres si splendides ? C'est que, si l'on ne peut plus ajouter à sa vertu, l'on ajoute au moins à sa gloire :

Crasque triomphales cingant sua tempora lauri. »

Robert Patin encense encore les autres licentiandes. J.-B. Moreau, Jean de Montigny, E. Bachot, J.-A. de

Mauvillain, J. Gamare, et finit par un hymne enthousiaste :

> Vestra sed quando nequit ire virtus
> Altius : saltem super astra nomen
> Tollat et vobis iter ad supremos
> Pandat honores.
>
> Digna si vestris meritis corona
> Venerit : non hæc violis rosisve
> Tota, sed gemmis solidoque late
> Splendeat auro (1) !

Ce paranymphe avait eu lieu le 28 juin 1648 : le 9
décembre, Bertin Dieuxivoye passa l'acte de Vespérie :

$$An \begin{cases} in\ remediis \\ in\ eduliis \end{cases} mali\ persicæ \begin{cases} flores,\ folia? \\ fructus,\ nuclei? \end{cases}$$

Le 23 décembre, on célébra son acte doctoral ; Maître
Durandion lui imposa le bonnet, et l'on disputa sur ce
double thème :

$$An\ crisis \begin{cases} remediis\ prævenienda? \\ naturæ\ permittenda? \end{cases}$$

Le 3 février 1649, vint l'acte pastillaire :

$$An\ mores \begin{cases} ex\ voce? \\ ex\ vultu? \end{cases}$$

Enfin, le nouveau docteur fit acte de régence en présidant en 1649 la thèse du bachelier G. Hureau : *An
linguâ hæsitantes melancholici?* Aff. Il dirigea dans
la suite, en 1658, les thèses de Louis Gallais et de Fabien Perreau. (*An conglutinandis tenuium intesti-
norum vulneribus parcissima diæta?* Aff.) ; en 1686,

_______

(1) *Paranymphas medicus habitus in scholis medicorum die
28 junii 1648 a Roberto Patin medicinæ baccalaureo. De antiqui-
tate et dignitate scholæ medicæ parisiensis et illustrioribus qui
in eâ claruere medicis cum singulorum licentiandorum elogiis.
Paris, 1648.*

celle de M. de la Carlière. (*An demoliendæ difficili enterocœle em⸳ticum?* Aff.); en 1703, celle de E.-F. Geoffroy. (*An recens nato lac recens enixæ matris?* Aff.); en 1704, celle de J.-B. Winslow, le protégé de Bossuet. (*An profligandis morbis impares venæ sectio et purgatio?* Neg.).

La thèse que Dieuxivoye fit soutenir le 31 janvier 1658 au bachelier Louis Gallais fit éclater un orage au sein de la Faculté : *An febri quartanæ peruvianus cortex?* Faut-il donner du quinquina dans la fièvre quarte? On sait que les docteurs fidèles aux traditions de l'École avaient fait au quinquina le même accueil qu'à l'antimoine (1). Louis Gallais pourtant, à l'instigation de Dieuxivoye, prôna l'usage du quinquina : *Ergo febri quartanæ peruvianus cortex.* Pour comble d'audace, il avait intercalé dans sa thèse, toujours grâce à Dieuxivoye, un entrefilet qui ralluma les polémiques au sujet du Silphium. Deux brandons de discorde en une seule soutenance de thèse, c'était trop : et la dispute durait de six heures du matin à midi! Les docteurs désignés pour argumenter se succédèrent tumultueusement à la tribune : Claude de Frades, Gilles le Bel, Abraham Thévart, Nicolas Liénart, Philippe Douté, Nicolas Morin, Denys Guérin, l'ancien des écoles, Charles Bouvart, qui fut médecin du roi Louis XIII, et Jean de Gorris, médecin du roi; les deux camps s'invectivent, là on applaudit, ici on proteste, et dans le bourdonnement de l'amphithéâtre les interjections se croisent : *Concedo! Nego! Optime!* La foule des docteurs régents prend part à la dispute; Fabien Perreau, Edmond Charrier, d'autres bacheliers réclament aussi la parole, et les orateurs à bout d'arguments s'éclipsent un moment, retrouvent à la buvette, aux frais du candidat, des

(1) Voy. Paul Delaunay, *La Fontaine et les médecins. La querelle du quinquina. (La France médicale,* 25 mars 1904.)

forces et des idées. L'archevêque de Tours, qui assistait à la thèse de Gallais, dut certainement songer à exorciser tous ces enragés. Philippe Douté, qui était très ferré sur la question du Silphium, se montra l'un des plus acharnés, si bien que le malheureux bachelier et que l'infortuné Dieuxivoye, harcelés, étourdis, fatigués de tenir tête pendant six heures d'horloge à la meute des contradicteurs, finirent par se tenir cois.

Les choses ne pouvaient en rester là : Dieuxivoye rentré chez lui compulsa ses livres, se plongea dans Hippocrate, Théophraste et Dioscoride et il écrivit longuement, compendieusement une réponse à Philippe Douté. Philippe Douté, de son côté, composa une réfutation en règle des théories de Maître Bertin Dieuxivoye. Je dois dire que la question de l'identité du Silphium des anciens est fort embrouillée, mais ce n'est pas dans les libelles de nos deux docteurs qu'il en faudrait chercher un exposé lucide : ils la rendirent plus obscure que jamais, ce qui est le propre des discussions académiques (1).

Les anciens prisaient fort le Silphium de la Cyrénaïque, les gourmets comme condiment, les médecins comme médicament : Hippocrate le recommandait comme fébrifuge et emménagogue, et Théophraste donna de cette plante une longue description.

---

(1) *Philippi Douté doctoris medici parisiensis de Succo cyrenaïco diatriba ad Bertinum Dieuxivoye ejusdem Facultatis doctorem. Parisiis, apud Nicolaum Boisset, typ. MDCLVIII. — Philippi Douté... Diatriba... cui accessit ad eumdem Antirrheticus in quo singula apologetici Capita disquiruntur, indeque nata occasione Alexipharmacorum ac purgantium vires in totius substantiæ proprietate positæ vindicantur. Lutetiæ Parisiorum, apud Franciscum Muguet, typ. MDCLIX. — Appendicis de liquore cyrenaïco defensio adversus libellum cui titulus est Philippi Douté doctoris medici parisiensis de Succo cyrenaïco diatriba Authore M. Bertino Dieuxivoye doctore medico paris. Consil. et med. Regio. Parisiis apud Joannem Julien, typ. MDCLIX.*

Mais le précieux végétal devint rare vers le premier siècle de l'ère chrétienne, si l'on en croit le témoignage de Pline; du temps de Pline et de Dioscoride, le Silphium que l'on vendait couramment n'était plus le véritable Silphium ou *laser* si cher aux sujets du roi Aristée Battus, aux anciens habitants de la Cyrénaïque; c'était un Silphium qui provenait de l'Orient et qui paraît être l'*asa fœtida*. Le *Silphium cyrenaïcum* ayant probablement disparu de la Cyrénaïque, les Arabes l'identifièrent sans le connaître à l'*asa fœtida*, au Silphium d'Orient; et certains commentateurs des Arabes rapportèrent une des variétés du Silphium oriental au Styrax. La question, comme on le voit, n'était pas très facile à trancher, et elle a encore été discutée de nos jours.

Quoi qu'il en soit, Dieuxivoye et son élève Gallais prétendaient que le Silphium de la Cyrénaïque existait encore au temps de Galien; qu'il était alors très employé et que le médecin de Pergame avait évidemment prescrit le véritable Silphium, sans d'ailleurs donner la description de la plante qui le fournit ni la connaître. Qu'enfin c'était un alexitère dont il fallait regretter la perte. Dieuxivoye écrivit : *Ad appendicis de liquore cyrenaïco defensionem præfatio*, introduction à un long chapitre intitulé : *Appendicis de liquore cyrenaïco defensio adversus libellum cui titulus est Philippi Douté, doctoris medici parisiensis, de Succo Cyrenaïco diatriba... Authore M. Bertino Dieuxivoye, doctore medico parisiensi, consiliario et medico regio*. Il y intercala la thèse subversive de Gallais, et aussi l'entrefilet, l'appendice qui avait soulevé tant de tempêtes (1); il harangua son adversaire en

---

(1) Voici la traduction du passage si funeste de la thèse de Gallais.

« Une saignée modérée du coude est utile en tout temps; c'est à tort qu'on vante la saignée de la salvatelle à la main pour chasser

neuf articles ; il lui prouva dans le premier qu'il n'était qu'un plagiaire ; dans les suivants qu'il n'avait rien compris au texte de Galien, et dans le neuvième, qu'il était semblable à la ridicule corneille de la fable ; il lui décocha quelques vers des satires de Perse, :

> Nec clauso murmure raucus
> Nescio quid tecum grave cornicaris inepte,

et pour l'achever, il lui envoya des vers de sa composition :

> « Libenter
> Linquimus, insani videntes præmia scribæ.
> Igitur, mi Doutaee,
> Quid mihi succenses, Echo quod dictus inepta
> Alterius qui sic das sine mente sonos. »

la fièvre quarte de la rate ; car tu ne peux la guérir avant d'avoir enlevé l'ordure de ce foyer et les restes d'humeur, quelles qu'en soient la qualité et la quantité, à l'aide d'un antidote approprié sans doute, mais non pas tellement estimable que tu puisses t'en tenir à lui seul et oublier la purgation. Car l'appoint de la purgation me paraît précieux dans un cas grave : soit qu'elle élimine la cause de la maladie, soit que son unique résultat soit de déterger l'immondice des premières voies, et de nous permettre ainsi d'agir pour le mieux, c'est-à-dire d'opposer qualité à qualité, et d'employer contre la fièvre quarte son remède spécifique, l'écorce du Pérou, nous qui, ayant déjà abandonné l'usage de la thériaque, regrettons le suc cyrénaïque.

« Appendice sur le suc cyrénaïque. — L'usage du suc cyrénaïque était autrefois habituel ; cependant il nous est connu seulement par ses propriétés atténuantes, incisives, pénétrantes et réchauffantes. Car, de quelle plante ce suc était-il tiré, Galien ne le dit nulle part, quoique prolixe comme tous les Asiatiques. Non pas que cette plante ait été inconnue de Galien, parce qu'elle avait péri à son époque : qui ne voit pas que c'est être un insensé, un faux écho, que d'avancer inconsidérément que la plante dont on tirait le suc cyrénaïque aurait péri au temps de Galien ? Ce suc très usité du vivant de Galien était en honneur auprès de tous, et on en tirait alors un remède très prisé. A moins qu'on ne hasarde, prétention plus ridicule encore, que Galien, ayant prévu longtemps d'avance la ruine du champ cyrénaïque, et pressenti la disparition de ce très noble suc indigène, n'en ait fait une grande provision afin que lui vivant et la génération suivante ne pussent manquer de cet antidote pour la consolation des malades. »

Maître Bertin Dieuxivoye avait du moins compris qu'il lui serait plus facile de braver en latin l'honnêteté qu'il aurait dû observer envers ses confrères.

Maître Philippe Douté, qui avait pris l'offensive, lui avait d'ailleurs adressé dans la même langue de semblables aménités. Son pamphlet, intitulé *Philippi Douté, doctoris medici parisiensis, De Succo cyrenaïco Diatriba ad B. Dieuxivoye ejusdem Facultatis doctorem,* affirmait que Galien ne connaissait point le vrai Silphium; que la plante qui le fournit était déjà si rare au temps de Pline qu'on en envoya une tige à l'empereur Néron comme une chose très précieuse; qu'enfin l'on n'avait point à regretter l'absence du suc cyrénaïque dans l'arsenal thérapeutique, pour la bonne raison qu'on le trouvait encore dans toutes les officines pharmaceutiques. « J'en répondais, ô Bertin Dieuxivoye, elle ne devait point s'arrêter aux murs de notre Ecole, la discussion que j'ai soulevée en dissertant selon la coutume sur le Silphium des anciens; tu défendais une mauvaise cause, tu le confessas alors par ton silence, et pourtant tu possédais le droit, la souveraine et pleine autorité de me répondre... Voici que tu évoques des enfers cette thèse, la tienne, déjà ensevelie depuis plusieurs mois... Lorsqu'il t'a fallu parler, tu t'es tu, et lorsqu'il faudrait te taire, tu parles; tu ne parles pas même, non, mais tu bavardes inconsidérément sur des points tout autres dans un écrit mensonger. »

Et Douté, enfourchant Pégase, écrivait :

> Icon Bertini Dieuxivoie :
> Os nigro Bertine, tibi natura colore
> Pinxerat, ut mores redderet illa tuos.
> Talis ades scriptis, ullà ne candidus ipse
> Parte fores, dedit is qui color intus erat.

Voilà certes bien des disputes bien amères à propos de l'interprétation d'un vieux texte : au fond, il s'agis-

sait d'une lutte de clans et de rivalités personnelles :
Douté mit en tête de son écrit une approbation cha-
leureuse de ses confrères Perreau et Charpentier datée
du 20 octobre 1658 et M. d'Aubray, lieutenant de police,
signa le 21 le permis d'imprimer. Dieuxivoye de son
côté fit appel à de Gorris, à Guenault, à Rainssant, et
ces hommes doctes déclarèrent, en tête du libelle, qu'ils
donnaient leur pleine adhésion aux théories de leur
éminent collègue, *clarissimus vir*, qu'ils admiraient
l'érudition avec laquelle il avait disserté sur le suc
cyrénaïque, confirmé ses raisons et splendidement fait
appel à l'autorité des anciens. M. d'Aubray, impassi-
ble, signa le 14 mars l'*imprimatur ;* il eût été bien
embarrassé de prendre parti.

En fait, le tort de Dieuxivoye aux yeux d'une partie
de la Faculté, c'était d'être, comme Guenault, de « la
nation antimoniale ». Or, il n'était point de crime plus
grave aux yeux de Guy Patin que de prôner l'antimoine, le quinquina et les jésuites, d'être, en somme,
de la bande à Renaudot. Dieuxivoye n'avait-il pas
signé, avec 60 autres docteurs, la préface du livre d'Eusèbe Renaudot, l'*Antimoine justifié* (1)? Patin perdait
sur ce chapitre toute impartialité, et il déblatéra comme
un enragé contre Dieuxivoye : « Je vous dirai, écrit-il
le 3 décembre 1658, que depuis ma dernière qui fut du
vendredi 8 de novembre, un de nos jeunes docteurs
nommé Douté a fait imprimer un petit traité de 50
pages, *Du Silphium ou suc cyrénaïque* de Galien, contre un docteur de la nation antimoniale qui n'est ni sça-
vant ni honnête homme, mais Manceau (2). » Ainsi
Guy Patin brûlait ce qu'avait adoré Robert Patin. Il
écrit encore ailleurs : « M. de Montpellier dit que quand

---

(1) *L'Antimoine justifié et l'Antimoine triomphant*, par Eusèbe
Renaudot. Paris, 1653.

(2) *Lettres choisies de feu M. Guy Patin*. La Haye, 1707, t. I.

ses malades sont morts il croit être absous de tou
homicide quand il dit qu'il y avoît un abcès là-dedans.
Il y a ici des Guenaut, des Fougerais, des Gorris et
autres charlatans qui ont aussi bon appétit que lui et
qui tâchent aussi bien que lui de faire valoir leurs
fourberies ; Rainssant, Bodineau, Le Vignon, Mauvillain, Hureau, Marès, G. Petit, Garbe, Tardy, Maurin,
Dieuxivoye, les deux Renaudot, de Bourges, F. Lopes
et autres affamés courent après la seconde classe de
ceux qui en veulent *per fas et nefas*, et qui en savent
autant que d'autres (1). »

Mais laissons l'implacable Guy Patin à ses rancunes
pour revenir à Dieuxivoye. Il était, nous l'avons vu,
conseiller et médecin ordinaire du roi ; en 1682, il fut
nommé doyen de la Faculté ; les haines s'étaient cal-
mées, et Guy Patin était mort depuis dix ans. « L'estime
et l'amitié que la Compagnie avoit pour Dieuxivoye,
dit Hazon, fit qu'elle passa en sa faveur, par dessus les
règles ordinaires ; il était électeur, les Intrans avaient
choisi, le sort étoit tombé sur M. Nicolas Richard,
mais ce docteur âgé et infirme ayant abdiqué sur le
champ le décanat, M. Dieuxivoye quoique électeur fut
nommé doyen de vive voix, d'un consentement unanime et par acclamation, sentimens qui honorent le plus
un homme dans sa Compagnie. »

Ce décanat ne fut pas marqué par des événements
bien considérables ; cependant, nous citerons la composition de la thériaque. Cette cérémonie se reprodui-
sait tout les sept ou huit ans, et l'on préparait en grande
pompe la provision du précieux remède qu'allaient se
partager tous les apothicaires. Maître Bertin Dieuxivoye se transporta donc au local désigné avec une délé-

---

(1) *Guy Patin. Lettres.* Ed. Révcillé Parise. Paris, 1846, t. II,
p. 248.

gation de la Faculté ; M. de la Reynie, lieutenant général de police, M. Robert, procureur du roi, et le
corps des apothicaires étaient présents à la solennité ;
elle fut ouverte par des discours, et le doyen démontra
gravement dans sa docte harangue que « la mie de
pain devait entrer dans les Trochisques de vipère à la
manière d'Andromaque, parce que le levain qui entre
dans le pain ne devait pas être indifférent pour la fermentation de la pâte des Trochisques qui sont un des
principaux ingrédiens de la thériaque ».

Dieuxivoye refusa encore, nous dit Hazon, l'entrée
de la Faculté à quelques médecins étrangers très protégés qui désiraient s'y agréger.

Il était d'usage que le doyen fît frapper à son nom
les jetons de la Faculté. Le cabinet des médailles de la
Bibliothèque Nationale en possède deux à l'effigie de
B. Dieuxivoye. Le premier, d'argent, porte à l'avers
l'effigie du doyen, de profil à droite, le buste drapé
dans la fourrure de la cappa doctorale ; en exergue,
ces mots : *M. Bertino Dieuxivoye decano 1684*. Au
revers, les armes de la Faculté, trois cigognes portant
dans leur bec un rameau, sous un soleil rayonnant,
avec la devise en exergue: *Urbi et orbi Facul. Medic.
Paris.* Le deuxième jeton est à deux exemplaires, l'un en
argent, l'autre en bronze ; l'avers est le même que celui du précédent ; le revers montre une aigle planant
dans le ciel, sous le soleil, bien au-dessus de la ville
dont on ne voit émerger que les clochers. Elle apprend
à voler à ses petits : l'un étend ses ailes dans le vide,
l'autre est soutenu par le bec de sa mère. On lit autour
cette incription : *Divitiis animosa suis-Facul. medic.
Paris. Examen.*

Dieuxivoye avait un fils, médecin ; ce fut le moins
mauvais de ses ouvrages médicaux ; lorsque le jeune
Bertin Simon Dieuxivoye soutint sa thèse cardinale,
son père eut la joie de la présider (1684). *An aër pa-*

*risinus salubris?* L'air de la capitale est-il salubre ?
Comment refuser cette qualité à « l'alme, inclyte ville,
cité et Université de Paris »? Surtout lorsqu'elle avait
l'honneur de posséder dans son sein la très salutaire
Faculté de Médecine ? Le thème était trop facile à développer pour que le candidat ne s'en tirât point à merveille. Simon Bertin Dieuxivoye obtint le premier rang
au classement des licenciés, ce qu'on appelait alors le
premier lieu, et son père en pleura d'attendrissement.
A l'expiration de son décanat, le bonhomme devint
Censeur de la Faculté, pour deux ans. Pendant huit
ans il fut ancien des écoles. Il mourut en sa maison
de la rue Saint-Antoine, le 2 mai 1710, à l'âge de 90
ans passés, et fut inhumé dans l'église Saint-Paul (1).

A part son grimoire sur le Silphium, Bertin Dieuxivoye n'a laissé aucun ouvrage imprimé. Savant botaniste, fin lettré et bon praticien, « son plus grand éloge,
dit Hazon, est d'avoir aimé la Faculté et travaillé à son
histoire. Il fit un relevé de ses registres et des recherches sur les vies de ses hommes illustres. Son manuscrit qui étoit un gros in-folio a passé entre les mains
de M. Simon Bertin Dieuxivoye son fils, qui l'a trans-
mis à M. Urbain Leaulté. M. Bertrand avoue en avoir
tiré de grandes lumières pour l'ouvrage que nous rédi-
geons ». Ce sont en effet les papiers de Thomas Bertrand (2) qui furent la base du livre de Hazon si souvent

(1) On lit dans le tome XVII, f° 814, des *Commentaires de la
Faculté de médecine :* « M. Bertinus Dieuxivoye, antiquus Facultatis decanus, necnon antiquior Scholæ magister vir maximæ
litteraturae, ac de ordine nostro optimae... obiit... Die Veneris se-
cundà maii anni 1710, ejusque corpus humatum fuit postridie in
Templo Parœciæ Sancti Pauli. Sacrum... pro ipso in Scholarum
sacello die Sabbati decimà ejusdem mensis et anni celebratum fuit. »
(2) Thomas Bertrand, docteur régent de la Faculté de médecin
de Paris, mort en 1751. — Le manuscrit de Dieuxivoye dont il est
ici question, conservé à la Faculté, est intitulé *Rerum memorabi-
lium quæ continentur in omnibus Commentariis Facultatis Medicinæ parisiensis ab anno 1326 exscriptus.* On l'a aussi attribué
à Pajon de Moncets.

consulté par les curieux de l'histoire de la vieille Faculté.

Il existe à la Faculté de médecine de Paris un portrait de Bertin Dieuxivoye le père, récemment identifié par M. Noé Legrand. Le doyen nous est représenté à mi-corps engoncé dans l'hermine de sa *cappa* doctorale; de la robe rouge, la main droite émerge, étalant la batiste de sa manchette sur un livre au dos duquel on lit : *Fernelius*. Ce vieillard à visage glabre encadré d'une perruque grise a l'air froid et quelque peu rébarbatif, c'est bien l'homme réservé, tenace, politique, dont Robert Patin dessinait en 1648, non sans quelque intention railleuse, la silhouette circonspecte (1).

De Dieuxivoye, le fils, nous savons peu de chose. En 1683, il passa sa première thèse quodlibétaire sous la présidence de J.-B. de Revellois. *An quæ primo partu marem generant fœcundiores ?* Aff.; en 1684, il soutint les deux autres, l'une devant son père, l'autre devant maître Nicolas Lienard : *An a vomitu partus facilior ?* Nég. Le jour où il obtint le premier lieu à la licence, le 17 juillet 1684, le Chancelier de l'Université lui proposa — à tout seigneur tout honneur — la question suivante : *An alvi profluvio cum febre, venæ sectio ?*

Le 3 août, eut lieu l'acte de Vespérie.

---

(1) Ce portrait déjà signalé dans la liste de tableaux à restaurer de l'an XII soumise au peintre Lemonnier et en 1869 par Chéreau se trouve actuellement dans la salle des thèses n° 3, à la Faculté de médecine de Paris. C'est un tableau à l'huile, haut de 0 m. 80, large de 0 m. 64 et aujourd'hui anonyme. Nous le reproduisons ici d'après une photographie grâce à l'obligeance de M. Noé Legrand, bibliothécaire universitaire à la Faculté et auteur de *La Galerie historique et artistique de la Faculté de Médecine de Paris*, qui a bien voulu nous autoriser à emprunter à sa riche collection cette pièce d'iconographie médicale, nous lui en exprimons nos plus vifs remerciements. M. Noé Legrand, d'après différents documents, et par comparaison avec l'effigie du jeton décanal que nous avons signalé plus haut, est parvenu à identifier cette toile : il n'a pu en découvrir l'auteur, mais en rapporte l'effigie, non identifiée avant lui, à B. Dieuxivoye.

_– 63 –_

$$An \begin{cases} \textit{Febribus quarum statæ revertiones sunt, dumtaxat} \\ \textit{contumacioribus, corticis peruviani usus ?} \\ \textit{Rigoribus, pro more longis ineuntibus, catharticis} \\ \textit{opium mixtum ?} \end{cases}$$

Le 23 août, le Doctorat :

$$An\ phthisicis \begin{cases} \textit{Aquæ Forgenses ?} \\ \textit{Chinæ radicis decoctum ?} \end{cases}$$

Le 15 novembre 1654, l'acte pastillaire :

$$An\ calor\ et\ frigus\ vim \begin{cases} maximam \\ minimam \end{cases} habeant\ in\ corpore\ ?$$

La même année, le nouveau docteur fit acte de régence en présidant la thèse d'Urbain Leaulté : *An calor et frigus sunt qualitates principes et maxime actuosæ?* Aff. Nous retrouverons Bertin Simon Dieuxivoye présidant en 1694 la thèse de Ph. Hecquet (*An functiones a fermentis ?* Nég.); en 1712, celle de J. Besse (*An lex animi motibus imperans sanitati consulat?* Aff.). En 1717, celle de Cl. Brunet. (*An a diversis alimentis, indoles ingenii diversa ?* Aff.)

Selon M. B. Hauréau, Bertin Simon Dieuxivoye rédigea en 1688 une note latine sur la mort de Ch. du Fresne du Cange, le célèbre latiniste.

Il mourut subitement à Montmorency, chez les Pères de l'Oratoire, le 16 août 1723 ; il laissait un fils, chanoine régulier de la Congrégation de Sainte-Geneviève (1).

---

(1) Voici les détails recueillis sur sa fin par le doyen Ph. Caron, et consignés dans les *Commentaires de la Faculté de Médecine,* t. XVIII, f° 316. « Die Lunæ decima sexta Augusti 1723 supremum diem obiit S. Magister Bertinus Simon Dieuxivoie, sed Facultas, non invitata nec admonita, funus comitata non est. Verum Magister Urbanus Leaulté in comitiis pro examine de chirurgiâ die Veneris ejusdem mensis cum significaverat decano, ipse jussit ut

capellanus invitaretur ad sacrum postridie celebrandum in Sacello
Scholarum. Invitata est schedulâ familia defuncti, invitati quo-
que doctores qui eodem sabbati die convocati erant, de celebrato
examine judicium laturi. Sicque pie parentatum est die vigesimâ
primâ Augusti 1723. Aderant magistri non pauci, filiusque defuncti
canonicus regularis Congregationis Sanctae Genovefae ; qui decano
dixit post sacrum et preces patrem fuisse apud Patres Oratorii
Jesu in urbe Montmorenci ; ibique die Lunae subito mortuum decimâ
sextâ Mensis Augusti 1723 Horâ septimâ matutinâ, cum jussisset
famulum aliquid afferre, ivit quaesitum famulus, et redux invenit
mortuum. »

# La Fontaine et les médecins

## La querelle du quinquina. De Dieuxivoye à Blégny (1).

Dans l' « ample comédie à cent actes divers » dont La Fontaine a écrit les rôles, on voit assez rarement passer la robe noire du médecin ; on dirait presque que le fabuliste a laissé le soin de cette satire à son commensal du Cabaret de la Pomme-de-pin, à Molière. Un jour pourtant, délaissant les faits et gestes de Maître Renard et de Jean Lapin, il brossa une scène d'actualité médicale au sujet de la querelle, non moins fameuse que celle de l'Antimoine, qui partagea les médecins en adversaires farouches et en partisans convaincus du quinquina.

La découverte du quinquina était assez récente. La comtesse d'El Cinchon, femme du vice-roi du Pérou, étant tombée malade, fut guérie par l'écorce d'un arbre que l'on nomma *Cinchona ;* d'autres disent qu'un cacique enseigna ce précieux remède à un missionnaire de la Compagnie de Jésus miné par les fièvres. En tout cas, ce furent les jésuites qui importèrent en Italie et

---

(1) Cf. *Remèdes d'autrefois*, par le D<sup>r</sup> Cabanès. Paris, 1905, chap. vi, pp. 325-373.

5

en Espagne, vers 1649, la poudre d'écorce de quinquina,
qu'on nomma poudre des jésuites ou poudre de la
comtesse ; en 1650, le cardinal Lugo la fit connaître en
France. Mais cette drogue coûtait fort cher : en 1653,
nous apprend Guy Patin, une malade paya quarante
francs une seule prise de quinquina. A ce prix-là, on
lésinait sur la dose, et les falsificateurs avaient beau
jeu ; aussi bon nombre de médecins, n'obtenant du nouveau produit aucun résultat thérapeutique, ne considé-
rèrent les cures tant vantées par les novateurs que
comme les amorces d'une spéculation fructueuse et
charlatanesque : « Les fous y ont couru parce qu'on la
vendait bien cher, écrit Patin à propos de la fameuse
drogue, mais l'effet ayant manqué on s'en moque aujourd'hui (1). » Le médecin Chifflet écrivit contre le
quinquina un livre in-4°, *Pulvis febrifugus orbis ame-
ricani, Lovani*, 1653, qui mit en joie Guy Patin, l'ennemi acharné des nouveautés, des moines, de l'antimoine et du quinquina : « Le livre de Chifflet a été ici
bien reçu, dit notre sceptique ; la drogue est éventée,
elle ne fait plus de miracles, *pene solos habuit præ-
cones loyolitas*. Guenaut dit que, puisque l'antimoine
n'est plus bon et que la poudre des jésuites est déchue,
il faut trouver quelque autre nouveauté pour embarrasser le peuple qui veut être trompé. Un charlatan en
diroit-il davantage (2) ? »

Cependant le 31 janvier 1658, le quinquina trouva
un apologiste aux Écoles de médecine en la personne
du docteur Bertin Dieuxivoye, qui fit soutenir ce jour-
là par le bachelier Louis Gallais une thèse ainsi énon-
cée : *An febri quartanæ peruvianus cortex ? Affirmative*. Cette théorie subversive ne trouva guère que
des contradicteurs acharnés, à part quelques docteurs

---

(1) Lettre du 30 décembre, 1653.
(2) Lettre du 3 février 1654.

« de la nation antimoniale »; Dieuxivoye fut houspillé
et les médecins gardèrent pour le quinquina le dédain
dû à un obscur remède d'empiriques. « Les moines et
les empiriques font trop valoir cette poudre, déclarait
Patin à Falconet, mais le monde veut être trompé (1). »

En l'année 1678, on vit apparaître en France un Anglais se disant possesseur d'une drogue merveilleuse
dont il gardait jalousement le secret : il l'administrait
lui-même aux malades ou bien confiait cette mission à
son acolyte André Fagan ; encore demandait-il une
consignation préalable de cinquante louis. Ce guérisseur, qui s'appelait le chevalier Talbor, Tabor, Tabord,
ou Talbot, fut patronné par des gens de cour, prit
même en 1679 le titre de premier médecin de la jeune
reine d'Espagne, et bientôt le « remède anglais » fit
fureur.

Le Dauphin étant tombé malade, et les Docteurs n'y
pouvant rien, Louis XIV fit appel à la nouvelle pana-
cée qui guérit l'héritier de la couronne. La Dauphine,
Condé, Colbert, le maréchal de Bellefonds et l'abbé de
Coulanges éprouvèrent à leur tour les vertus du mystérieux breuvage, et l'on suppliait Talbot, qui s'en défendait, de faire un miracle pour sauver le cardinal
de Retz mourant. Dès le mois d'octobre 1679, le *Mercure galant* publie que le « Roy, convaincu de la bonté
de ce remède, l'a acheté, et c'est un secret dont M. Daquin, premier médecin de S. M., est présentement possesseur. » Talbor gagna à ce marché une gratification
de deux mille pistoles, et deux mille francs de pension
annuelle. Le secret avait pourtant transpiré, et déjà
Fagon, premier médecin de la Reine, Le Bel, premier
médecin de Madame, donnaient dans leur pratique diverses préparations de quinquina (2). Enfin le mystère

---

(1) Patin à Falconet, 11 octobre 1667.
(2) *Mercure galant*, octobre 1680, pp. 264-279.

fut dévoilé, et l'on sut que le remède anglais était une infusion de poudre de quinquina dans du vin.

Voilà la Faculté surprise, furieuse, et Dieuxivoye tout joyeux d'avoir été bon prophète, et le public de chansonner les médecins récalcitrants. M<sup>me</sup> de Sévigné, enchantée de la guérison du bon abbé de Coulanges, entonne les louanges de l'Anglais dans toutes ses lettres. Marie-Anne Mancini, duchesse de Bouillon, qui protégeait Talbor, probablement sur les recommandations de sa sœur Hortense Mancini, la belle réfugiée d'Angleterre, est la patronne enthousiaste du quinquina. Est-ce dans son salon, est-ce dans celui de l'ambassadeur d'Angleterre, Mylord Montaigu, que La Fontaine fit la connaissance de Talbor ? Je ne sais. Toujours est-il que notre poète composa à la louange de l'Anglais quelques chansons de circonstance où les suppôts de la Faculté n'étaient point épargnés, et l'on chantait sur l'air : *Alceste est vainqueur du trépas* les couplets que voici :

Médecins vous êtes perdus,
Talbor vous a tous confondus,
Que de mules vont être en vente !
Que chacun chante, etc.

Curés, crieurs et fossoyeurs
Allez chercher pratique ailleurs,
Aux médecins vous faisiez rente,
Que chacun chante...

Les Enfants Rouges et Bleus
N'ont plus qu'à demeurer chez eux
Car la mort n'est plus si fréquente.
Que chacun chante...

O vous, inspecteurs de bassins,
Ah ! que je vous plains, médecins !
En tous lieux Talbor vous supplante
Que chacun chante...

Médecins qui par vos poisons
Désolez toutes les maisons
Vous irez à la Chambre ardente.
Que chacun chante... (1)

Ce sont justement les médecins qui parlaient d'envoyer à la Chambre ardente les donneurs de quinquina en les traitant tout simplement d'empoisonneurs. Dans la Faculté en rumeur on vit reparaître les thèses pour et contre le quinquina.

Le 29 février 1680, à la vespérie de J. Desprez, on discute *An quartanœ peruvianus cortex ? Venœ sectio ?* En 1683, le bachelier Michel Pichonnet soutient encore à ce propos une thèse quodlibétaire présidée par Raphaël Maurin : *An cortex peruvianus febrium accessionem discutiat attenuando ? Aff.* et tout en réclamant l'adjonction de la saignée et des purgatifs, il se déclare en faveur du quinquina. Par contre, le 9 décembre de la même année, on proclam à la thèse de Bailly, présidée par Denyau (*Utrum in acutis febribus necesse sit* εὑροα ποιειν?) que le quinquina coagule la masse du sang et produit des squirrhes dans le foie, la rate, le pancréas, le mésentère, etc. : « O temps ! O mœurs ! gémit l'orateur, on n'a plus besoin de livres, ni de science, ni de pratique, ni de probité pour être médecin ; on n'a besoin que d'effronterie, de caquet, de la faveur des femmes, de luxe et d'un patron éminent, ne fût-on qu'une machine ! » Le 24 février 1684, la thèse du bachelier Daval, présidée par Perreau, désapprouve le quinquina comme coupable d'abréger l'existence et de n'imposer au mal qu'une fausse trêve : « *An Anglicœ præscribendi corticis peruviani methodus explodenda? Affirmative!* Et je gage qu'à sa vespérie le 28 novembre (*An febri quar-*

---

(1) Cette chanson de La Fontaine et les suivantes ont été publiées par Paul Lacroix, in *Œuvres inédites de J. de La Fontaine*, Paris, 1863.

*tanæ : venæ sectio ? cortex peruvianus ?*) J. Daval
fut aussi énergique dans son réquisitoire et qu'il opta
pour la saignée dans la fièvre quarte. Le 9 mars 1684, le
bachelier Cl. Quiquebœuf soutint sous Mauvillain que
*Febris quartana cortice peruviano intempestive se-
data lethalis ;* l'humeur mélancolique étant troublée
mal à propos par le quinquina engendre la fièvre continue, l'asthme, les convulsions, l'hydropisie, et la fièvre
quarte guérie à contre-temps devient mortelle ! Au contraire, le 3 août 1684, à la vespérie de Bertin Simon,
Dieuxivoye le fils, on proposa : *An febribus quarum
statæ sunt reversiones, dumtaxat contumacioribus,
corticis peruviani usus?* et il est probable que le candidat prôna, à l'exemple de son père, l'écorce péruvienne. *Vox clamans in deserto!*

Par bonheur le quinquina trouva en dehors de la
Faculté rétive des apologistes influents ; il fut défendu
par un médecin de valeur, un charlatan et deux poètes :
le médecin s'appelait Monginot, le charlatan Blégny,
les rimeurs La Fontaine et Boileau.

François de la Salle dit Monginot était fils de feu
M. de la Salle, médecin de Henri IV. Aussitôt le secret
de Talbor dévoilé, il publia à Lyon un opuscule anonyme
intitulé : *Traité de la guérison des fièvres par le
quinquina,* à Lyon, chez Guillaume Barbier, Ruë
Mercière, MDCLXXIX, avec permission, 74 pp. in-12. Cette
brochure fut rééditée à Paris en 1680, 1681, 1683, 1686,
1688, et traduite en latin par Th. Bonnet dans le *Zo-
diacus medico gallicus* à Genève (1682). Monginot était
un ami de La Fontaine ; c'est un peu grâce à lui que le
poète entra dans la querelle : c'est le livre de Monginot
qui servit de guide au fabuliste dans une question fort
nouvelle pour lui, lorsque M^me de Bouillon lui com-
manda de chanter dans la langue des dieux le remède
de son protégé Talbor. La Fontaine, au début, s'en
défend :

Je ne voulois chanter que les héros d'Esope,
Pour eux seuls en mes vers j'invcquois Calliope.

Mais la duchesse a parlé, et La Fontaine obéit sans plus murmurer. Ce poème est intitulé : *Poème du quinquina et autres ouvrages en vers de M. de La Fontaine.* Paris, 1682. Ce n'est guère qu'une paraphrase de l'ouvrage de Monginot et, comme la langue de La Fontaine est infiniment plus agréable que la prose du médecin, dans cette question rébarbative de la nature des fièvres, nous y recourrons de préférence dans notre exposé.

Galien attribuait les fièvres à l'altération des esprits et des humeurs : la fièvre éphémère était due à l'embrasement des esprits ; la fièvre intermittente (quotidienne, tierce ou quarte) était due dans le premier cas à la putridité de la pituite, dans le deuxième à celle de la bile, dans le troisième à celle de la mélancolie ou atrabile. Aussi s'efforçait-on de calmer à force de diète l'agitation des esprits, et d'évacuer les humeurs peccantes par la saignée et les purgatifs :

> Ainsi parle l'École et tous ses sectateurs.
> Leurs malades debout après force lenteurs
> Donnoient cours à cette doctrine...
> On n'exterminoit pas la fièvre, on la lassoit.
> Le bon tempérament, le séné, la saignée :
> Celle-ci, disoient-ils, ôtant le sang impur,
> Et non comme aujourd'hui des mortels dédaignée,
> Celui-là purgatif innocent et très sûr,
> (Ils l'ont toujours cru tel) et le plus nécessaire...
> On se rétablissoit, mais toujours lentement...
>     S'il restoit des impuretés,
> Les remèdes alors de nouveau répétés
> Casse, rhubarbe, enfin mainte chose pareille
> Et surtout la diète achevoient le surplus,
>     Chassoient ces restes superflus
> Relâchoient, resserroient, faisoient un nouvel homme

Un nouvel homme ! Un homme usé.

. . . . . . . . . . . . . . . . . . . . . . .

J'ai fait voir ce que croit l'Ecole et ses suppôts.
On a laissé longtemps leur erreur en repos.
Le quina l'a détruite, on suit des lois nouvelles.
Arrière les humeurs, qu'elles pêchent ou non
La fièvre est un levain qui subsiste sans elle :
Ce mal si craint n'a pour raison
Qu'un sang qui se dilate et bout dans sa prison.

Mais le vrai promoteur de cette nouvelle doctrine, ce n'est pas, comme le dit La Fontaine, M. de Monginot ; en fait, il faut rapporter ces dogmes à Sylvius de le Boë et à Willis qui fut le chef de la réaction iatrochimiste contre le galénisme, et le maître de toute la secte médicale de la fin du xvii$^e$ siècle ; c'est Willis qui a proclamé que la fièvre est une fermentation du sang, et Monginot d'après lui. Il faut dire d'ailleurs que la mode était d'expliquer une foule de phénomènes par les fermentations, et La Fontaine nous rappelle en passant que le médecin Cureau de la Chambre avait trouvé l'explication des débordements du Nil en accusant la fermentation du nitre contenu dans ses eaux (1).

Quant à la cause de la fermentation fébrile, c'est « un mauvais levain qui tient de l'aigre ou de l'âcre et qui infecte et agite les humeurs de différente manière ». Ce levain acide et pernicieux provient d'un mauvais chyle qui se lie mal avec le sang ; ce sang mal lié se dissocie en parties subtiles ou esprits, qui s'agitent fort, et en humeurs fluxionnaires qui forment ici des dépôts figés, là des magmas bouillonnants. Monginot, on le voit, n'invoque plus ni la bile, ni la pituite.

Dès qu'un certain acide en notre corps domine
Tout fermente, tout bout, les esprits, les liqueurs,

---

(1) Cureau de la Chambre. *Discours sur les causes du débordement du Nil...* etc., Paris, 1665, in-4°.

Et la fièvre de là tire son origine
Sans autre vice des humeurs...

. . . . . . . . . . . . . . . . . . . . . . .

Des portions d'humeur grossière,
Quelquefois compagnes du sang,
Le suivent dans le cœur sans pouvoir en passant
Se subtiliser de manière
Qu'il naisse des esprits en même quantité
Que dans le cours de la santé...
Le bois vert, plein d'humeurs, est long à s'allumer,
Quand il brûle l'ardeur en est plus véhémente.
Ainsi ce sang chargé repassant par le cœur
S'embrase d'autant plus que c'est avec lenteur
Et regagne au degré ce qu'il perd par l'attente.
Ce degré, c'est la fièvre...
Que faisoient nos aïeux pour rendre plus tranquille
Ce sang ainsi bouillant ? Ils saignoient, mais en vain.
L'eau qui reste en l'éolipyle
Ne se refroidit pas quand il devient moins plein...
Du sentiment fiévreux on tranche ainsi le cours :
Il cesse avec le sang, le sang avec nos jours...

Et voilà Monginot brouillé avec la thérapeutique
officielle. Cependant il n'abjurera pas tout à fait la saignée, mais ne la pratiquera que dans les cas indispen-
sables ; il purgera, mais judicieusement, avant de prescrire le quinquina, s'il y a obstruction des voies diges-
tives, et plus tard, après l'effet du remède, pour
éliminer le levain acide, cause de tant de maux.
Mais le séné et la lancette ne sont pour lui que des
moyens accessoires : le vrai, le seul, c'est le quinquina
dont « l'amertume combat et mortifie le levain des
fièvres... et empesche ou détruit la coagulation des
humeurs. L'âpreté et la légère astriction, calme et
dompte leur bouillonnement et leur agitation en forti-
fiant en même tems les parties où le levain des fièvres
avoit fait quelque impression. »
Le pauvre La Fontaine peina tant qu'il put pour

donner un tour poétique à toute cette pathologie ; il fit
de la thérapeutique mythologique, mais ce n'est plus
là l'Olympe familier des « Fables », le Jupin bon enfant
qui règne sur le peuple des colombes et des lapins, et
qui dépose son tonnerre entre l'aigle et l'escarbot. La
Fontaine se sent gêné, on le voit, comme Boileau faisant de la stratégie mythologique à propos du passage
du Rhin. Il a beau recourir aux légendes, nous montrer Prométhée dérobant le feu du ciel, Jupiter irrité
envoyant toutes les maladies sur la terre dans la boîte
de Pandore, Apollon pitoyable donnant aux hommes
le quinquina, et le Centaure Chiron enseignant aux
nymphes les vertus curatives de la petite centaurée
que M. de Monginot associe au quinquina, on sent que
le poète écrit sur commande et qu'il préférait le
monde des bêtes à celui des apothicaires et des médecins.

Un homme se trouva qui adopta pleinement les
théories de Monginot, si bien qu'il finit par croire
qu'elles étaient de lui, qu'il les avait prévues, et qu'il
allait les publier quand Monginot l'avait devancé ;
c'était Blégny, auteur de « *La découverte de l'admirable remède anglois pour la guérison des fièvres
au moyen de laquelle chacun pourra se procurer la
facilité de guérir à très peu de frais* », Paris,
1680 (1). Un homme singulier que ce Nicolas de Blégny : un charlatan, mais ayant de l'audace, le génie de
la réclame et l'art de se pousser dans le monde. Il faut
l'entendre parler dans son livre et de sa personne et
des tribulations qu'il endura pour l'amour de la Science :
d'abord apprenti chez un chirurgien de Monsieur, il

----

(1) Réédité à Paris, in-12, en 1681, 1682, 1683, sous ce titre :
*La Connoissance certaine et la prompte et facile guérison des
fièvres avec des particularités curieuses et utiles sur le Remède
anglois qui a été publié par ordre du Roy dans le deuxième
extraordinaire,* — et à Bruxelles, en 1682, in-12.

va ensuite exercer pendant quatorze ans dans les armées du Roi, à l'Hôpital-Général et dans les boutiques de Paris comme garçon chirurgien ou bandagiste herniaire ; pendant deux ans, il fait les fonctions de chirurgien ordinaire de la Charité de Saint-Côme, puis devient « l'un des quatre chirurgiens de Nous et de nostre Cour et suite qui sont à la nomination du sieur grand prévost de notre hostel », dit le Privilège du Roi conféré à Blégny en 1679. Le voilà aujourd'hui, depuis mars 1680, chirurgien ordinaire du corps de Monsieur, membre par conséquent de la Maison du Roi, ce qui lui donne — enfin ! — le droit d'être chirurgien juré à Paris, au grand dépit des autres chirurgiens, jaloux, dit-il, de son mérite.

Ce n'est pas tout : le chirurgien Blégny s'est entiché de médecine et il est parvenu à obtenir un privilège en date du 2 février 1679, l'autorisant à publier le nouvelles découvertes en médecine, et particulièrement les siennes passées, présentes et futures (1).

Dans ce but, Blégny avait installé en son logis de la rue Guénégaud un amphithéâtre anatomique, un laboratoire de chimie et un hôpital de deux lits pour des malades en expérience. Il s'était associé quelques médecins, chirurgiens, apothicaires et chimistes, qui s'assemblaient chaque jour chez lui pour méditer sur les moyens de soulager l'humanité souffrante ; bientôt il s'intitula Directeur de l'Académie pour les nouvelles découvertes de médecine, — une Académie véritable, où l'on faisait même des discours de réception, et dont

---

(1) *Les Nouvelles découvertes sur toutes les parties de la médecine recueillies en l'année 1679, par N. D. B., chirurgien du Roy.* Paris, 1679. — *Le Temple d'Esculape ou le Dépositaire des nouvelles découvertes qui se font journellement dans toutes les parties de la médecine.* Paris, 1680. — *Journal des nouvelles découvertes concernant les sciences et les arts qui font partie de la médecine.* Paris, 1681.

Daquin était le protecteur. Tous les vendredis, cette Académie ouvrait ses portes aux pauvres honteux pour leur donner, entre deux doctes dissertations, des consultations gratuites et au besoin des aumônes. Rien ne manquait aux charités de M. de Blégny, pas même la publicité. Il avait ainsi fondé une petite Faculté en face de la grande, qui fulminait contre lui tant qu'elle pouvait. Blégny le lui rendait bien : il faut voir son mépris pour les Docteurs de l'Ecole : « Il faudroit prouver, écrit-il, qu'entre ceux qui pratiquent la médecine, le nombre de ceux qui manque de bon sens est aussi grand que la nécessité d'en avoir est absolue pour la bien faire ; il faudroit publier toutes les faussetez et toutes les vilenies que la plupart inventent pour déchirer la réputation de ceux qui, pour s'acquitter dignement de leur devoir, travaillent sans cesse à se perfectionner ; il faudroit estaller aux yeux de tout le monde les bassesses, les flatteries, les complaisances, et les indignes soumissions que plusieurs font à des personnes d'intrigues, à des valets, à des gardes, à des vendeuses de fard et d'autres gens de mesme espèce pour s'attirer une réputation qu'ils ne pourroient jamais mériter (1) ! »

M. de Blégny, qui devait faire, quelque douze ans après, huit années de prison au château d'Angers pour escroquerie, se montrait alors un austère parangon de vertu et l'ennemi des malpropres compromissions.

Bien entendu, en homme avisé, il protestait que ses diatribes ne visaient que des cas particuliers, et qu'il était plein d'admiration pour la science, le mérite et l'honnêteté de ses confrères de la Maison du Roi, Daquin, premier médecin, Lisot, médecin ordinaire de S. M., auxquels il dédie ses « *Nouvelles découvertes* » M. Fagon, M. Dodart, M. Dionis, chirurgien, et le sa-

---

(1) Blégny, *loc. cit.*, pp. 28-29.

vant abbé Bourdelot, qui le recommandait si chaude-
ment à Daquin.

Blégny, qui avait failli écrire l'ouvrage de Monginot,
faillit également, à l'en croire, deviner le secret de
Talbor, quand, par malheur, il fut publié. Il s'était
procuré, par l'intermédiaire d'un malade soudoyé,
les prises de quinquina apportées par Fagan, l'aide de
l'Anglais, et les avait déterminées par l'analyse. Son
opuscule, évidemment inspiré de celui de Monginot, fait l'apologie de l'écorce péruvienne, et de
Blégny, et de ses cures, et du zèle qu'il a mis à
vulgariser un remède si précieux, et de la philanthropie dont il fait preuve en le donnant aux pauvres gratis, aux bourgeois à des prix modérés, aux grands
selon leur fortune. « Jamais ouvrage de cette nature
n'a fait tant de bruit, » écrit modestement l'auteur. Il
varie le ton de chapitre en chapitre et c'est, en fait de
réclame, un modèle très amusant ; il passe du sévère
au plaisant, du pathétique au scientifique, il intercale
des dialogues satiriques entre le spirituel Crisante,
le malicieux Lucidas et le médecin « facultatif » Nici-
phore, et la Faculté n'y est pas ménagée ; elle y est
même chansonnée :

> Quittez le séné et la casse
> Malades qui voulez guérir.
> Saignées, émultions, lavement à la glace
> Tout cela vous feroit mourir.
> L'Anglois sçaura vous garantir,
> Si vous buvez à pleine tasse.
> Pour allonger votre vie
> Mortels, courez au médecin
> Qui pour chasser la maladie
> N'ordonne jamais que du vin ;
> C'est un contre poison divin
> Contre la mélancholie.

N'est-ce point un écho des couplets que La Fontaine

chantait sur l'air d'Amisodar dans le salon de Milord
Montaigu :

> Quel spectacle charmant pour un pauvre fiévreux !
> Alors qu'il voit Talbor accourir à son aide,
> Qui dit, lui présentant de son divin remède :
> Ce n'est rien, tenez-vous joyeux.
> Laissez là le séné, la rhubarbe et la casse,
> Buvez du vin à pleine tasse,
> Nourrissez-vous de bons morceaux.
> Chassez les médecins, ce sont tous des bourreaux (1).

Comme La Fontaine, élève de Monginot, M. de Blégny, élève de Talbor, est plein de dédain pour les erre-
ments de la vieille thérapeutique, celle d'avant le quinquina, celle des médecins à trois S, comme on disait
alors (son, séné, saignée) (2).

Ah ! combien plus séduisante est la théorie de M. de
Blégny, j'allais dire de M. Monginot, en invoquant la présence des « corpuscules acides » qui font fermenter le
sang ; et combien plus rassurante sa thérapeutique, qui
ne recourt qu'au quinquina ! Et notre auteur de s'exta-
sier sur sa doctrine et sur son remède (3) !

---

(1) La Fontaine, *loc. cit.*

(2) « Il faudroit montrer que certains médecins ne savent pas
plus de médecine que les gardes qui sçavent si bien leurs routines,
qu'elles disent toujours qu'il faut saigner et donner des lavemens
dans les paroxismes des maladies intérieures, qu'il faut donner la
casse et le séné quand elles sont cessées ou fort diminuées, qu'il
faut ensuite mettre les malades au lait pour les relever de leur
accablement, et que quand ces choses ont été faites sans fruit on
s'en doit débarrasser en les envoyant aux eaux ; en un mot qu'il
faut réduire toutes ces maladies sous le genre d'inflammation et à
cause de cela les nommer entrailles fumantes, incendie allumé
dans la masse du sang, poitrine enflammée, mélancolie brûlée et
torrifiée, chaleur concentrée, foyer de pourriture, foye eschauffé,
brûlé et desséché, feu interne et caché, chaleur estrangère et
atrabile. » (BLÉGNY, pp. 25-26.)

(3) Notre homme déclare après Monginot que la fièvre « ne consiste essentiellement que dans l'agitation extraordinaire et dans la
dissipation continuelle des corpuscules ignés qui font partie du

Au fait, on n'avait guère, comme médicaments un peu actifs, que l'opium et l'émétique; le quinquina venait à propos enrichir la thérapeutique. Auparavant, les médecins tâchaient de calmer l'ardeur des esprits et de « rafraîchir le tempérament » en supprimant le vin, en imposant la diète, en ne tolérant que les boissons émollientes, émulsions, eau d'orge, de poulet, de chicorée; ils cherchaient à évacuer les humeurs peccantes par la saignée, les lavements, les purgatifs, que l'on répétait jusqu'à ce que le sang et les excreta fussent « louables ». Faute de mieux, cette thérapeutique était en somme rationnelle, et Blégny, avant le quinquina, eût été bien incapable de trouver autre chose à faire. Par malheur, l'abus des purgatifs et des saignées était devenu extrême et meurtrier, et sur ce point les anathèmes de Blégny et La Fontaine n'étaient que trop justifiés :

> Ça qu'on dresse une potence
> Pour pendre tous les médecins :
> Ce sont de vrais assassins

sang, que leur agitation fait l'élévation du poux et l'irrégularité qui se remarque dans ses mouvemens, et que leur dissipation aigrit et pervertit la masse sanguine au point que la nature est contrainte de faire de temps en temps de nouveaux efforts pour la réduire dans sa consistance naturelle par l'expulsion des corpuscules acides qui prédominent alors; que la sérosité qu'elle pousse hors des vaisseaux au moment de cette purification est assez piquante et acide pour causer des horreurs et des frissonnemens dans toutes les parties du corps, qu'ensuite les esprits animaux et les corpuscules ignés plus violemment agitez par l'effort precédent font ressentir en tous lieux une chaleur inaccoutumée. » (Blégny, loc. cit., éd. de 1682, p. 185.) Et notre auteur d'admirer la merveilleuse vertu que possède l'écorce péruvienne, « d'arrester le mouvement extraordinaire des corps ignés » de la masse du sang, et d'être encore « un peu sudorifique et diurétique pour pousser hors des vaisseaux la portion séreuse, acide et surabondante de la masse du sang, et c'est non seulement en cela que consiste l'excellence du remède anglois, mais encore dans la propriété qu'il a de réparer comme les alimens la quantité dissipée des corpuscules ignés ». (Blégny, p. 191.)

> Et qui n'ont d'autre science
> Que de faire des veuves et des orphelins.
>
> . . . . . . . . . . . . . .
>
> Purger, lavementer, saigner
> Et prêcher l'abstinence
> C'est ce que savent ordonner
> Les médecins de France (1).

Il fallait profiter de la découverte d'un remède vraiment fébrifuge pour restreindre aux limites raisonnables l'emploi du clystère, du séné et de la lancette. D'ailleurs la Faculté lutta bien quelque temps, les vieux docteurs par routine, les jeunes pour ne pas s'aliéner les vieux ; mais tout a une fin, même les traditions :

> Le quin règne aujourd'hui, nos habiles s'en servent.
> Quelques-uns encore conservent
> Comme un point de religion
> L'intérêt de l'Ecole et leur opinion.
> Ceux-là même y viendront..... (2).

Ces retardataires finirent par n'avoir plus pour leur défense qu'un certain arrêt du Parlement, rendu sur requête du sieur Aristote, demandeur, et défendant « à la Raison et à ses adhérans de plus s'ingérer à l'avenir de guérir les fièvres tierces, doubles tierces, quartes, triples quartes ni continues par mauvais moyens et voies de sortilèges, comme vin pur, poudre, écorce de quinquina et autres drogues non approuvées ni connues des Anciens. Et en cas de guérisons irrégulières par icelles drogues permet aux médecins de ladite Faculté de rendre suivant leur méthode ordinaire la fièvre aux malades avec casse, séné, sirops, juleps et autres remèdes propres à ce, et de remettre lesdits malades en tel et semblable état qu'ils étoient

_________

(1) La Fontaine, *loc. cit.*
(2) La Fontaine, *Poëme du quinquina.*

auparavant pour être ensuite traités selon les règles ; et
s'ils n'en réchappent, conduits du moins en l'autre
monde suffisamment purgés et évacués. » Par malheur,
on découvrit que cet arrêt, que Lamoignon faillit signer
par mégarde, s'appelait l' « *Arrêt burlesque* » et
qu'il était rédigé par Nicolas Boileau.

C'est avec un soupir de soulagement que La Fontaine, son poëme terminé, enfouit au plus profond de
sa bibliothèque les livres de Monginot et de Blégny
qui lui avaient servi de guide-âne : jamais il n'avait
tant parlé médecine de sa vie. Mais il avait déjà parlé,
et il parla encore des médecins, et ce ne fut pas pour
en dire beaucoup plus de bien.

Il en voulait surtout à leur thérapeutique, aussi
rebutante que peu variée ; il est vrai qu'il avait sur ce
chapitre des idées spéciales et qui valaient bien celles
de M. Purgon. Le guérisseur qu'il invoquait s'appelait
Bacchus : c'était là son médecin

> Puisqu'il veut qu'on boive du vin,
> Peste soit de ces ânes
> Qui vous font crever à la fin
> Boursouflés de tisanes !

Oh ! non, ce n'est pas Purgon l'oracle de La Fontaine,
mais c'est parfois encore Lisette ou Toinette : « C'est
un mari qu'il faut à votre fille », disait la soubrette à
Sganarelle (1). Or, La Fontaine goûte assez ce genre
d'ordonnances, d'autant qu'Hippocrate est de l'avis de
Lisette : Vous savez bien ce que l'Homme de Cos conseille pour guérir la chlorose :

> Certaine abbesse un certain mal avoit
> Pâles couleurs nommé parmi les filles,
> Mal dangereux, et qui des plus gentilles
> Détruit l'éclat, fait languir les attraits...

(1) Molière, *L'Amour médecin*, I, 3.

6

La Faculté sur ce point consultée
Après avoir la chose examinée
Dit que bientôt Madame tomberoit
En fièvre lente, et puis qu'elle mourroit :
Force sera que cette humeur la mange,
A moins que... (1).

Mais passons. Il y a d'autres remèdes encore dans l'arsenal thérapeutique, ceux qui font gagner les apothicaires et non les soubrettes, et le médecin n'est pas toujours l'Amour médecin. De celui-là que pense M. de La Fontaine ?

Ce qu'il pense, je ne sais, mais ce qu'il dit c'est que la médecine est l'art de traire les hommes et de bien « happer son malade ». C'est une école de diplomatie fructueuse. Seulement il y a malade et malade, et il faut savoir varier le ton (2).

Voici d'abord le guérisseur d'occasion, l'empirique qui soigne sa réclame et sait prononcer à l'appui de son mérite quelques phrases pompeuses et pédantesques qui lui tiennent lieu de science :

Il vient à pas comptés,
Se dit écolier d'Hippocrate,
Qu'il connoît les vertus et les propriétés
De tous les simples de ces prés.
Qu'il sait guérir, sans qu'il se flatte,
Toutes sortes de maux. Si Dom coursier vouloit
Ne point celer sa maladie
Lui, loup, gratis le guériroit...
Mon fils, dit le docteur, il n'est point de partie
Susceptible de tant de maux.
J'ai l'honneur de servir nosseigneurs les chevaux
Et fais aussi la chirurgie...

(*Fables*, V, 8.)

---

(1) La Fontaine. Contes. *L'Abbesse.*
(2) Voy. H. Taine. *La Fontaine et ses fables.* Paris, 1901, pp. 141-142.

Voilà un curieux mélange d'obséquiosité basse et de ton magistral qui aurait réussi neuf fois sur dix, et c'est malchance que ce pauvre loup ait dépensé son éloquence en pure perte : nous l'enverrons pourtant parfaire son éducation chez de Blégny.

Ce ne sont là d'ailleurs qu'exploiteurs de bas étage : adressons-nous au médecin, au vrai médecin, docteur régent de la très salutaire Faculté de Paris ; le voilà qui arrive majestueusement, et gravement tâte le pouls :

> Si toujours le pilote a l'œil sur son aimant
> Toujours le médecin s'attache au battement
> C'est sa guide ; ce point l'assure et le console
> En cette mer d'obscurités
> Que son art dans nos corps trouve de tous côtés.

Ah ! le cas est grave, et l'homme de l'art prescrit tous les remèdes des auteurs qu'on révère à l'École. Soins superflus !

> Le médecin confus redouble ses alarmes.
> Une famille tout en larmes
> Consulte ses regards : il a beau déguiser
> Aucun des assistants ne s'y laisse abuser.
> Le malade lui-même a l'œil sur leur visage.
> Tout ce qui l'environne est d'un triste présage ;
> Sa moitié, des enfants, l'un l'appui de ses jours,
> Un autre entre les bras de ses chastes amours,
> Une fille pleurante et déjà destinée
> Aux prochaines douceurs d'un heureux hyménée
> Alors, alors il faut oublier ces plaisirs.
> On tente l'émétique alors infructueux
> Puis l'art nous abandonne au remède des vœux (1).

Ce médecin-là est un jeune, cela se voit au trouble qu'il ne sait pas encore déguiser : il croyait à la vertu des drogues, même jusqu'à tenter en désespoir de cause

---

(1) La Fontaine. *Poème du quinquina.*

celles qu'a proscrites la Faculté, comme l'antimoine. Soyez sûrs que la famille l'accusera d'avoir tué le malade. Mais encore quelques leçons comme celle-là, et il acquerra la tranquille assurance des vieux praticiens blanchis sous le harnois. Ceux-là n'ont plus d'effarements de débutants, ils s'enferment dans le code des règles établies, en sorte que le coupable, en cas d'alerte, c'est le malade... ou Galien, mais le médecin jamais.

> Il est mort, disait l'un, je l'avais bien prévu.
> S'il m'eût cru, disait l'autre, il serait plein de vie (V, 12).

La Fontaine a croqué là, en deux mots brefs, la scène tristement risible qui se répète chaque jour : la famille éplorée attendant de la science un miracle, les hommes de l'art ergotant avec suffisance devant l'irrémédiable, et s'en tirant avec une pirouette dogmatique. Les deux robes noires se sauvent au trot de leur mule, sachant qu'il ne faut point insister devant un insuccès : on a sauvé les apparences, et cela suffit; on sera payé tout de même.

> Il en coûte à qui vous réclame,
> Médecins du corps et de l'âme ! (XII, 6).

Mais les héritiers ne lésinent guère devant un cercueil.

Cependant il est un autre pays, où il faut rester, tout endurer : la cour.

On voit

> les palais pleins
> De ces gens nommés médecins (III, 8).

prisonniers d'un royal malade, attachés par une chaîne dorée et pesante ; ils font trembler, et ils tremblent et c'est terrible de soigner un despote incurable qui prétend guérir :

Un lion décrépit, goutteux, n'en pouvant plus
Vouloit que l'on trouvât remède à la vieillesse.
Alléguer l'impossible aux rois, c'est un abus (VIII, 3).

C'est un abus à éviter : fortune, faveurs. réputation, tout cela est à la merci d'une imprudence, d'une absence : et le concurrent ambitieux est là dans l'ombre qui guigne la place et guette l'occasion. Entendez-vous Daquin ? Non, vous ne retiendrez pas la leçon, vous dormirez en cette nuit où le grand Roi, se sentant malade, ne trouvera auprès de lui que Fagon que l'asthme cloue chaque soir dans un fauteuil, asile des longues heures d'insomnie. — Il est vrai que l'intrigue demande un esprit avisé, qu'une fausse manœuvre peut perdre l'imprudent agresseur, et l'attaqué prendre sa revanche :

D'un loup écorché vif appliquez-vous la peau
Toute chaude et toute fumante.

. . . . . . . . . .

Messire Loup vous servira,
S'il vous plaît, de robe de chambre (VIII, 3).

De toutes ces satires, les médecins furent bien vengés : le bonhomme, après avoir rimé pas mal de bouquets à Chloris, à Lisette — il y avait eu trop de Lisettes dans sa vie — le bonhomme se faisait vieux. Il ne chantait plus

A guérir un atrabilaire
Oui, Champmeslé saura mieux faire
Que de Fagon tout le talent.
Pour moi, j'ose affirmer d'avance
Qu'un seul instant de sa présence
Peut me guérir incontinent (1).

Maintenant il traduisait les psaumes de David **entre**

(1) La Fontaine, Lettre à M^lle de Champmeslé, du 12 décembre 1675.

deux attaques de goutte. La goutte est une grande convertisseuse, et cette hôtesse désagréable — oh! combien plus que Lisette — et qu'il renvoyait jadis aux prélats ne quittait plus guère son chevet :

Triste fils de Saturne, hôte obstiné d'un lieu,
Rhumatisme, va-t-en. Suis-je ton héritage ?
Suis-je un prélat ? crois-moi, consens à notre adieu (1).

Le pis est que La Fontaine avait fini par croire en la médecine et se droguait tant qu'il pouvait.

Cataplasmes, Dieu sait ! Les gens n'ont point de honte
De faire aller le mal toujours de pis en pis. (III, 8.)

« La Fontaine, dit Walckenaër, n'avait pas en vain pressenti sa fin prochaine. On prétend qu'elle fut avancée par l'usage indiscret d'une tisane rafraîchissante qu'il prit pour se guérir d'un grand échauffement causé par les remèdes qu'on lui avait administrés pendant sa maladie (2). » Quand le poète s'éteignit, le 13 avril 1696, il avait fait amende honorable à Dieu par ses discours, et à la Faculté par sa soumission aux ordonnances.

Au fait, avait-il tant crié contre la médecine que contre *certaine* médecine ? Je ne le crois pas. Il avait rimé des chansons un peu vives contre ces « assassins » de médecins, mais ce ne sont là que des chansons ; le fanfaron raille le docteur après boire, et le lendemain court chez l'Esculape, en proie au malaise qui suit la chaleur communicative des banquets. La Fontaine a satirisé l'envers de la Faculté, le côté pédant, risible, réactionnaire, ennemi du nouveau, ceux qui croient en Hippocrate et point en Harvey, mais il a loué (3) les

---

(1) La Fontaine. Lettre à Saint-Evremond du 18 décembre 1687.
(2) Walckenaër. *Histoire de la vie et des ouvrages de J. de La Fontaine*, Paris, 1858.
(3) Je louerois l'auteur et l'ouvrage (Monginot).

hommes de progrès comme Monginot. J'aurais voulu qu'il fît plus, et qu'il nous montrât, à côté de Tant-pis et de Tant-mieux, le médecin qui brave obscurément les dangers des contagions, et essuie sans se plaindre les tracas dont pâtit l'hospitalier d'une des fables. Car vous aviez aussi connu, bonhomme, des médecins qui étaient de remarquables érudits, comme votre ami Guy Patin (1), Belin de Troyes et Spon ; comme ce bon M. Morin, le médecin de Racine et de Boileau, qui mena une vie ascétique de savant, d'apôtre et d'homme de bien ; et cet admirable Jean Hamon, le médecin de MM. de Port-Royal, et son successeur auprès des solitaires, le digne M. Hecquet.

Il y a en somme une différence entre la satire de La Fontaine et celle de Molière : le comédien, dont le rire cache une noire tristesse, a pour les médecins toute la rancune d'un malade incurable et désabusé ; à leur égard sa plaisanterie devient insultante, sa caricature haineuse. « Partout ailleurs, dit M. René Follet, il a précisé, limité la critique au ridicule ; ici il généralise, frappe l'homme, la corporation, la science (2). » Dans son théâtre, point de Monginot à côté des Diafoirus, il fait le procès de la médecine autant que celui des médecins, et proclame par la bouche de Don Juan que « c'est une des plus grandes erreurs qui soient parmi les hommes ». La Fontaine, lui, n'a point tant de fiel, ne fût-ce que par tempérament : il vit heureux et

---

L'amitié le défend et retient mon suffrage.
C'est assez à l'auteur de l'avoir mérité.
(La Fontaine, *Poème du quinquina*.)

(1) Guy Patin à Spon, le 13 août 1658 : « M. de La Fontaine, se recommande à vos bonnes grâces. Je lui ai fait voir votre dernière lettre. »

(2) *Les Médecins et la médecine selon Molière*, par R. Follet, interne des hôpitaux, Paris, 1899. Rarissime et charmant opuscule d'un disparu, et qui égale les meilleures pages de Maurice Raynaud sur le même sujet.

distrait dans son rêve, dormant bien, flânant, lisant à sa guise, sans soucis d'existence, aimant les galanteries et les soupers fins ; ses satires médicales sont les couplets d'une chanson plaisante entonnés au dessert par un convive bien portant, ou bien les critiques des travers courants formulées par un fabuliste qui raille ou constate plus qu'il ne s'indigne. Il n'a point le dogmatisme intransigeant de la haine. Molière eût donné sans vergogne aux médecins pour patron, Mercure, le dieu des voleurs ; La Fontaine, plus aimable, leur donne pour seigneur, Apollon,

> Vrai trésor de doctrine,
> Berger, devin, architecte et chanteur
> Et Docteur
> En médecine (1).

---

(1) La Fontaine, *le Songe de Vaux*, IVe fragment.

Le D[r] Le Paulmier (*l'Orviétan, Histoire d'une famille de charlatans du Pont-Neuf aux XVIIe et XVIIIe s.* Paris, s. d.) donne (pp. 82-85) quelques détails curieux sur Nicolas de Blégny, cité plus haut. Né vers 1642, apprenti à treize ans, Blégny s'installa au Faubourg Saint-Germain, comme barbier-chirurgien et épousa une sage-femme. Il ouvrit des cours de chirurgie, de médecine, de perruquerie, fit des bandages herniaires. Il reçut un brevet de barbier-chirurgien suivant la Cour enregistré le 18 juin 1678 à la Prévôté de l'Hôtel ; un autre de premier commis aux rapports en chirurgie à la suite de la Cour, enregistré à cette prévôté le 9 octobre 1682 ; en 1683, il acheta la charge de chirurgien ordinaire de Monsieur ; puis il se fit recevoir docteur de la Faculté de Caen, enfin médecin ordinaire du duc d'Orléans, par lettres patentes enregistrées à la Prévôté de l'Hôtel, le 25 janvier 1685. Il eut encore un privilège d'apothicaire épicier suivant la Cour, enregistré le 7 décembre 1685, et sous-loua à ce titre des boutiques au Collège des Quatre Nations. En 1687, il devint médecin ordinaire du Roi, restaura un ordre disparu du Saint-Esprit, sans succès, et ouvrit une maison de santé, à Pincourt, près la Porte Saint-Antoine. Il fut incarcéré, le 4 juin 1693, au For l'Évêque, puis huit ans au château d'Angers, parcourut l'Italie à sa libération, exerça la médecine à Avignon, où il mourut en 1722. Son fils, Antoine, fut apothicaire de la garde-robe du Roi. — En 1904, M. le Dr Dubreuil Chambardel a présenté à la Société française d'histoire de la médecine le cachet de Nicolas de Blégny : Un agneau passant à gauche, portant une oriflamme dont la hampe est surmontée d'une croix. En exergue : *S. Nicolas de Blegni*

# Louis Morin [1]

## (1635-1715)

Louis Morin naquit le 11 juillet 1635 au Mans, où son père était contrôleur au grenier à sel (2). Il était

[1] **A consulter :** Fontenelle, Eloge de M. Morin (*Hist. de l'Acad. des Sciences,* 1715, p. 68). — Eloy, *Dictionnaire historique de la médecine ancienne et moderne.* Mons, 1778. — Hazon, *Notice des hommes les plus célèbres de la Faculté de médecine en l'Univ. de Paris,* Paris, 1778. — Renouard, *Essais hist. et litt. sur la ci-devant province du Maine.* Le Mans, 1811, t. II, pp. 180, 181. — Hauréau, *Histoire littéraire du Maine.* Paris, 1876, t. VIII. — E. Maindron, *l'Ancienne Académie des Sciences. Les Académiciens.* Paris, 1895. — *Le grand Dictionnaire historique* de Moreri. Paris, 1759, t. VII.

(2) La famille Morin donna en effet beaucoup de magistrats à la juridiction du grenier à sel. Au xvii° siècle, Michel Morin, échevin en 1644, conseiller du Roi, président au grenier à sel du Mans, époux de Renée Edard, eut 3 enfants : 1° Renée, qui épousa Jacques de Vahais, veuve dès 1696 ; 2° Michel, lincencié ès-droits ; 3° Benjamin, président du grenier à sel, époux de Marguerite Guilleu, dont le fils, Benjamin Morin, épousa, par contrat du 27 août 1701, au Mans, Renée Richer de Monthéard.

Jacques Morin, sieur de la Couperie, avocat au présidial du Mans, épousa Nicole Pivron, qui mourut en 1653. Il eut pour enfants : 1° Françoise, épouse de François Le Roy de la Pommeraye ; 2° Marie, épouse de Richard Petit, sieur de Lozé ; 3° Renée ; 4° Anne. Mention est également faite, à la date du 18 août 1652, d'un Sr Charles Morin, sieur de la Groye, écuyer. — Un Benjamin Morin, grainetier, fut échevin du Mans en 1606.

l'aîné de seize enfants ; tout jeune encore il s'attacha à
l'étude des sciences naturelles, et particulièrement de
la botanique. Son premier maître fut un paysan qui
récoltait des simples pour les apothicaires de la ville.
Le bonhomme et le bambin couraient de ci de là dans
les sapinières, ou bien aux bords de la Sarthe et de
l'Huisne, fouillant les haies, les buissons, les chemins
creux, dévalant les pentes, montant les côtes, ces longues croupes des plateaux manceaux d'où l'on découvre
toujours les mêmes plans d'horizon lointains et noirs de
pins ; je les imagine revenant le soir, à la nuit tombante,
à l'heure où les premières étoiles s'allument sur le ciel
vert du crépuscule ; le vieux, appuyé sur son bâton
noueux, courbé sous la récolte, et l'enfant trottant à
côté, dans l'ornière, chargé d'une brassée de coqueli-
cots, de millepertuis, de marjolaine aux tiges parfu-
mées, devisant, sans doute, de ce grand champ qui
s'azurait de tant de bleuets, ou de ces touffes de parié-
taire écloses contre un mur en ruines, si belles, si drues,
que de mémoire d'herboriste on n'en avait vu autant.
Morin payait son précepteur avec les liards de ses
menus plaisirs et les tartines de son goûter : ainsi, par
une combinaison doublement profitable, le maître nour-
rissait son corps et l'enfant son esprit.

Ecolier, Morin herborisa encore les jours de congé ;
ses humanités finies, il gagna Paris pour y faire sa
philosophie. Il aurait pu monter dans le coche lent,
étouffant (1), où l'on bâille à rendre l'âme entre deux
nonnains, un marchand de toile et un clerc de procureur ; il fit mieux : il embrassa sa mère, reçut la béné-
diction paternelle, mit sa canne et son ballot sur l'é-
paule et prit tout simplement la grand'route ; il put

(1) Le coche de Paris partait du Mans une fois la semaine, le
vendredi, à midi, de l'hôtel du Croissant, près les Halles ; il arri-
vait dans la capitale le mardi en été, le mercredi matin en hiver.

s'arrêter à sa guise, sauter, courir, faire mille circuits comme un écureuil échappé de sa cage, pour herboriser à loisir. Une fois dûment promu philosophe, il commença ses études médicales. Jamais étudiant ne coûta moins à sa famille : Morin vécut fort économiquement de pain, d'eau, de fruits, et donna aux pauvres un superflu qui pour tout autre n'eût été que le nécessaire. D'après Hazon, il fut reçu docteur le 8 octobre 1662 par Nicolas Capon; Fontenelle parle aussi de 1662. Ces dates sont formellement contredites par le recueil de Baron. D'après cet estimable ouvrage (1), Morin passa sa première thèse quodlibétaire le jeudi 13 novembre 1664 sous la présidence de P. Legier; il fut argumenté par Cressé, Gouël, Lelarge, A. Morand, Denyau, de Frades, Brayer, Rainssant, et Cl. Seguin, médecin de la Reine-Mère. Il prit pour thème : « *An* φιλογελωτοι *habitiores?* — Ceux qui aiment à rire sontils mieux portants? » et répondit par l'affirmative. Mais cet éloge de la gaîté n'est rien moins que banal et voici quelques passages de son argumentation : C'est le mouvement des humeurs qui distribue les éléments nutritifs à toutes les parties de notre être, leur apporte les matériaux nécessaires, en chasse les principes mauvais; de la régularité de ce mouvement dépend la bonne constitution du corps, et c'est le jeu du cœur qui l'assure. Or, un organisme dont les fonctions s'accomplissent bien éprouve de la joie, comme le démontrent les trois derniers paragraphes de la thèse de Morin, que je traduis textuellement :

« III. — Le rire accompagne presque toujours la joie; c'est une expulsion soudaine par la gorge de l'air qui remplit les cavités pulmonaires, chassé par une subite invasion du sang du cœur dans les poumons. — Or la joie

(1) H. Th. Baron. *Quæstionum medicarum quæ circa medicinæ theoriam et praxim in scholis Facultatis med. Par. agitatæ sunt et discussæ.* Paris, 1752.

est le premier sentiment du fœtus; ainsi le rire, ou pénétration du sang dans le poumon, est le premier mouvement par lequel il témoigne que son âme est agréablement émue par l'aise dont il jouit. En effet, lorsqu'un aliment pur a coulé dans le cœur, alors ouvert par son mouvement nécessaire, le cœur lance un jet de cette liqueur dans les parties environnantes, qui la relèguent dans les parties à former. Et telle est la haute fonction de cette nourriture très agréable, de simultanément fabriquer la masse du corps et provoquer la joie, tandis qu'au contraire des apports pervertis entraînent la débilité du corps et la tristesse; en effet, des matériaux grossiers et indigestes resserrent les pores du cœur, l'empêchent de se dilater suffisamment, et ce viscère, s'il se meut faiblement et lentement, ne peut brasser comme il convient les particules qui doivent former les plus intimes parties de l'être.

« IV. — Les mouvements d'âme qu'il a éprouvés dans l'utérus, cet être les garde alors qu'il a grandi, il ne peut guère en changer, ou du moins cela lui est très difficile. L'enfant qui rit dans les prisons de la nature rit encore une fois libéré... Et comme la nature arrive à ses fins par le mouvement du rire, si quelque élément funeste est caché dans les pores, l'ampliation de la poitrine et l'accélération des humeurs agitées dans les vaisseaux le chassent au dehors au plus grand bénéfice de l'organisme. Ainsi les parties vitales se développent, et par l'avantage du rire embellissent le palais du cœur; c'est la marque et le témoignage de la plus grande magnificence de ce foyer, dont l'affaiblissement éteint peu à peu la propension au rire : c'est pourquoi les jeunes gens sont plus gais que les vieillards.

« V. — Ce ne sont pas seulement les poumons seuls ou le thorax qui bénéficient du rire, mais encore les organes les plus éloignés : en effet, le sang qui s'est

répandu dans les poumons regagne le cœur et c'est
avec une plus grande force qu'il descend aux confins
du corps.

« Les parties enrichies par ce nouvel hôte sont débar-
rassées des vices cachés qui les incommodaient, et l'arrivée de cette riche liqueur se traduit d'une façon écla-
tante par l'éveil du rire dans le thorax. Le cerveau,
calmé, rafraîchi par ses soins, se plonge spontanément
dans un sommeil de bon aloi. La colère qui est une
courte folie, est rare ou plus vite apaisée. L'estomac
lui-même participe à ce mouvement salutaire, élabore
mieux et plus vite son contenu et acquiert de nouvelles
forces pour changer en chyle ce qu'il absorbera dans
la suite, car le rire répand de la chaleur dans les cavités et en pompe la liqueur... Ainsi le rire paie de retour et réconforte la famille vitale et naturelle.

« Ergo... les gens gais sont mieux portants. »

La Faculté dut être frappée par l'ingéniosité de ce
syllogisme : le rire facilite les mouvements du cœur ;
or, le jeu du cœur est nécessaire au flux des humeurs ;
il faut donc que le fœtus rie dans l'utérus, pour que le
cœur puisse brasser convenablement les produits for-
mateurs du corps. — Cette dissertation fut imprimée
aux Trois Mages par Muguet, l'éditeur de la rue de la
Harpe, l'an de grâce 1664.

L'année suivante, le 26 mars, Morin soutint sa thèse
cardinale sous la présidence de Cl. Le Vasseur : *An
annus qui fructuum, idem et morborum ferax ?*
« Les années fertiles en fruits sont-elles fertiles en maladies ? » *Negative.* Le jeudi 4 mars 1666, Cl. Guérin
présida la deuxième quodlibétaire : *An sit insita alicui homini naturaliter vis curandi morbos ? Neg.*
« Un homme peut-il avoir naturellement le pouvoir de
guérir les maladies ? Non. » Les argumentateurs étaient
P. Perreau, A. de Mauvillain, B. Dieuxivoie, Et.
Bachot, J.-B. Moreau, Eusèbe Renaudot, J. Hamon,

P. de Beaurains, Guenaut. Le 17 octobre 1667, eut lieu l'acte de Vespérie :

$$An \begin{cases} sanguis \quad in \quad pleuritide \quad semper \quad ex \\ \qquad latere \; affecto \; educendus \; ? \\ paraliticis \; vinum \; ? \end{cases}$$

Le 8 novembre, se déroula la solennité doctorale, agrémentée d'une discussion sur les points que voici :

$$An \begin{cases} infantibus \; venæ \; sectio \; ? \\ febris \; pestilentis \; initio \; purgatio \; ? \end{cases}$$

Enfin, le 2 janvier 1668, l'acte pastillaire vint clore pour Morin la série des épreuves sur le thème suivant :

$$An \; sanguis \; transfusus \begin{cases} partibus \; affectis \, ? \\ Sanguinis \; inopiæ \; ? \end{cases}$$

En 1668, Morin fit acte de régence en présidant la thèse du bachelier Guillaume Petit : *An natura morborum medica ?* Il présida dans la suite, en 1677, la thèse de Louis Labbé (*An motus spirituum ab æthere?*), en 1696, celle de Jean Gaillard (*An alimenti labes in ventriculo, a toto corpore ?*), en 1702, celle de Cl. Vergne (*An in acutis cerealia ?*).

Morin fut reçu, quelque temps après son doctorat, médecin expectant à l'Hôtel-Dieu, c'est-à-dire auxiliaire du médecin ordinaire ; ces fonctions étaient gratuites. Plus tard, on le nomma médecin pensionnaire, sans qu'il eût aucunement brigué cet honneur (1), encore allait-il, en cachette, remettre dans le tronc des pauvres l'argent de son traitement : « ce n'était pas là, dit Fontenelle, servir gratuitement les pauvres, c'é-

______

(1) M. le Dr Corlieu (*les Médecins de l'Hôtel-Dieu du XV° au XIX° siècle*, dans *La France médicale* de 1898) ne mentionne pas Louis Morin, il cite seulement un Nicolas Morin, docteur du 3 janvier 1657, médecin de l'Hôtel-Dieu depuis 1682, mort le 18 juillet 1699. Nous attribuons à Morin le titre de médecin de l'Hôtel-Dieu sur la foi de Fontenelle, son contemporain.

tait les payer pour les avoir servis. » Tout modeste qu'il fût, Morin finit par acquérir une grande réputation : il mérita de posséder, chose rare, quelques amis véritables qui se mirent en tête de le patronner et d'avoir de l'ambition pour lui. Fagon, en particulier, en fit grand cas ; et Dodart, qui était fort attaché à Morin, lui envoyait des clients ; il lui trouva un jour une place de médecin dans la maison de M^lle de Guise (1) ; encore dut-il le contraindre d'accepter ce poste envié : M. Morin n'aimait guère les honneurs et fuyait la compagnie des grands ; ce qui l'ennuyait le plus, c'est que, en qualité de médecin d'une si grande princesse, il était forcé de rouler carrosse ; il se décida, à la fin, à ce luxe obligatoire ; mais cet homme austère qui allait par devoir en voiture n'avait pas un laquais à son service. Un jour, M^lle de Guise tomba malade ; elle pensait guérir ; M. Morin se présenta, lui tâta le pouls et lui annonça gravement qu'elle était perdue ; la patiente, un moment interdite, se ressaisit, accueillit l'arrêt avec une résignation chrétienne, et pour reconnaître cette franchise tira de son doigt une bague et la passa au doigt du médecin. Le docteur soupira fort : c'était le premier bijou qu'il se vît forcé de porter. La duchesse mourut le 3 mars 1688, d'un cancer de l'utérus, dit-on. Morin, tout affligé, s'en fut à ses obsèques, aux Capucines. A quelques jours de là, il apprit que M^lle de Guise, reconnaissante de ses soins, l'avait inscrit sur son testament pour une pension de 2000 l. ; il lui sut grand gré de l'intention, puis se mit à gromme-

---

(1) Marie, duchesse de Guise et de Joyeuse, princesse de Joinville, fille de Charles de Lorraine, duc de Guise, et de Henriette Catherine de Joyeuse, morte à Paris le 3 mars 1688, à l'âge de 73 ans ; elle fut enterrée aux Capucines, auprès de sa mère. Son testament, daté du 6 février 1686, fut très modifié par des codicilles et par un testament olographe ultérieur ; il fut l'occasion de nombreuses contestations.

ler de se voir si riche, mais il se consola en songeant qu'il allait renvoyer le carrosse. Libéré des soucis de sa charge, il pensa à s'éloigner encore du monde (1) et se retira à l'abbaye Saint-Victor ; et comme il était devenu rentier, M. Morin fit une folie : il augmenta le menu de ses repas en ajoutant au pain sec et à l'eau un plat de riz cuit à l'eau (2).

Notre homme était, comme on le voit, d'une austérité toute janséniste ; de fait il était fort lié avec MM. de Port-Royal, avec l'admirable Jean Hamon, le médecin des solitaires, qui avait été l'un des juges de ses thèses ; avec Nicole, chez qui il rencontra Racine qui devint son client, et, grâce à Racine, avec Boileau, qu'il guérit d'une laryngite avec la tisane d'*erysimum*. Il est souvent question de Morin dans la correspondance des deux poètes : « Ce qui m'embarrasse, écrivait Racine malade à son ami Nicolas Boileau, le 25 juillet 1687 (3), c'est que M. Fagon et plusieurs autres médecins très habiles m'avoient ordonné comme vous savez de boire beaucoup d'eau de sainte Reine et des tisanes de chicorée ; et j'ai trouvé chez M. Nicole un médecin qui me paroît fort sensé, qui m'a dit qu'il connoissoit mon mal à fond, et qu'il en a guéri plusieurs gens en sa vie, et que je ne guérirois jamais tant que je boirois

---

(1) Dans le *Livre commode contenant les adresses de la ville de Paris*. Paris, 1692, p. 46, Abraham du Pradel (N. de Blégny) cite parmi les docteurs de la Faculté, « gens d'une profonde érudition, entre lesquels il y en a un grand nombre qui sont fort renommez dans le public », M. Morin, rue Cristine. Est-ce notre héros qui habitait alors dans cette rue, ou son homonyme Morin de Toulon ?

(2) L'*Erysimum officinale L.*, *E. vulgare* Bauh., Tourn., *Sisymbrium officinale* Scop., *Verbena mas* Fuchs, *Vélar*, *Herbe-aux-chantres, moutarde des haies*, fam. des crucifères, avait déjà été employé avec succès contre l'aphonie par Rondelet, puis par Lobel.

(3) Coll. des grands écrivains de la France. Racine. Lettres, t. VI, 1, 575.

eau ni tisane ; que le seul moyen de sortir d'affaire c'é-
toit de ne boire que pour la seule nécessité et tout au
plus pour détremper les alimens dans l'estomac. Il m'a
appuyé cela de quelques raisonnements qui m'ont
paru asse⸱ solides. Ce qui est arrivé de là c'est que présentement je n'exécute ni son ordonnance, ni celle de
M. Frgon. Je ne me noie plus d'eau comme je faisois,
je ⸱ois à ma soif et vous jugez bien que par le temps
ʹʹu'il fait on a toujours soif. C'est-à-dire, à vous parler
franchement, que je me suis remis dans mon train de
vie ordinaire et je m'en trouve assez bien. Ce même
médecin m'a assuré que si les eaux de Bourbon ne
vous guérissoient pas, il vous guériroit infailliblement.
Il m'a cité l'exemple d'un chantre de Notre-Dame (je
crois que c'étoit une basse) à qui un rhume avoit fait
perdre entièrement la voix : cela lui avoit duré six
mois et il étoit sur le point de se retirer ; le médecin
que je vous dis l'entreprit, et avec une tisane d'une herbe
qu'on appelle, je crois, erisimum, le tira d'affaire
en trois semaines ; en telle sorte que non seulement il
parle, mais il chante très bien et il a la voix aussi forte
qu'il l'ait jamais eue. Ce chantre a, dit-il, quelque quarante ans. J'ai conté la chose aux médecins de la cour,
ils avouent que cette plante d'erisimum est très bonne
pour la poitrine, mais ils disent qu'il ne lui croyoient
pas la vertu que dit mon médecin. C'est le même qui a
deviné le mal de M. Nicole, il s'appelle M. Morin et il
est à M^lle de Guise. M. Fagon en fait un fort grand
cas. »

Un peu sceptique, Boileau, qui essayait alors des eaux
de Bourbon-les-Bains, répondait à Racine le 29 juillet
1687 : « Au pis aller, nous essaierons cet hiver l'erysimum, mon médecin et mon apothicaire à qui j'ai montré l'endroit de votre lettre où vous parlez de cette
plante ont témoigné tous deux en faire grand cas. »
Et Racine d'insister dans sa réponse du 8 août : « Le

sirop d'erisimum n'est point assurément une vision. M. Dodart à qui j'en parlai il y a trois jours me dit et m'assura en conscience que ce M. Morin qui m'a parlé de ce remède est sans doute le plus habile médecin qui soit dans Paris et le moins charlatan. Il est constant que pour moi je me trouve infiniment mieux depuis que, par son conseil, j'ai renoncé à tout ce lavage d'eaux qu'on m'avoit ordonnées et qui m'avoient presque gâté entièrement l'estomac sans me guérir mon mal de gorge. » Racine resta toujours fidèle à son médecin ; quelques mois avant sa mort, atteint déjà du mal qui devait l'emporter, il lui demandait encore ses conseils et ses soins ; mais l'erysimum, hélas ! n'y pouvait plus rien (1).

C'est dans l'emploi judicieux des simples que Morin se révélait encore disciple du vieil herboriste manceau ; d'ailleurs son séjour dans la capitale n'avait point contrarié son amour de la botanique ; il herborisait aux environs de Paris, non sans étudier les autres curiosités naturelles : en 1696 il s'en fut avec son ami Dodart examiner les eaux de Forges ; les deux savants se désaltérèrent à la source Cardinale, à la Royale, à la Rainette, et constatèrent que ces eaux étaient « ferrugineuses et vitrioliques » ou tout au moins contenaient « un esprit vitriolique qui tient de la nature du fer ». D'où leur efficacité, car « par l'activité et la volatilité de leur esprit vitriolique elles pénètrent rapidement, ouvrent, entraînent ; par la force astringente et par l'austérité de ce même esprit, elles raffermissent les parties solides, leur redonnent le ressort nécessaire, et même resserrent les fibres du sang et en chassent ce qui pour-

---

(1) Racine à la mère Agnès de Sainte-Thècle, le 9 novembre 1698 : « Il m'est resté de ma maladie une dureté au côté droit dont j'avois témoigné un peu d'inquiétude à M. de Saint-Claude, mais M. Morin, que je viens de voir, m'a assuré que ce ne seroit rien et qu'il la feroit passer peu à peu par de petits remèdes qui ne feroient aucun embarras. » — Racine mourut le 21 avril 1699.

roit altérer leur tissure (1) ». Une légende affirmait qu'il était mortel de dormir après dîner pendant l'usage de ces eaux ; M. Dodart se chargea de la démentir, car il ronflait de son mieux après chaque repas, et ce n'est point ce moment qu'il choisit pour entrer dans l'éternel sommeil.

Mais sans sortir des murs de Paris, Morin pouvait faire de la botanique tout à son aise au Jardin royal. Il retrouvait là une pléiade de naturalistes, les médecins Joncquet, professeur de botanique, Gallois, Fagon, le futur surintendant, qui travaillaient alors à dresser le catalogue des plantes cultivées dans l'établissement. Jussieu nous apprend que Morin collabora à cet ouvrage. C'est là encore qu'il connut Tournefort, qui succéda à Fagon dans la chaire de botanique et qui devint le confrère de Morin lorsque les édits contre la Chambre royale des médecins provinciaux l'eurent forcé à se faire recevoir, en 1698, docteur de la Faculté de Paris. Lorsque Tournefort partit en 1700 pour aller herboriser trois ans dans le Levant, c'est à Louis Morin, botaniste aussi savant, mais plus casanier, qu'il confia le soin de le suppléer dans sa chaire professorale. A son retour, Tournefort dédia quelques genres inédits, rapportés de son voyage, à Morin, à Phélypeaux, à Dodart, à Fagon, à Bignon ; toute l'Académie des sciences, ou presque, se trouva ainsi représentée dans la nomenclature botanique, et les fleurs encore anonymes pourvues de tels parrains leur assurèrent peut-être une immortalité que le classique laurier ne leur eût point garantie (2).

---

(1) *Hist. de l'Acad. roy. des Sciences*, 1708, pp. 57-58.

(2) « M. Vallot fit dresser par Messieurs Joncquet, Gavois et Morin, Docteurs en médecine de la Faculté, et par M. Fagon, qui étoit alors fort jeune, un catalogue des plantes qui se trouvoient au Jardin royal et présenta au Roy ce catalogue qui a pour titre : *Hortus regius, pars prior, Parisiis, 1665*, in-folio (*Discours sur*

Le modeste Morin était en effet devenu académicien. En 1699, quand fut réorganisé le docte corps, Dodart signala Morin à toute la bienveillance de Pontchartrain ; le ministre inscrivit sur la liste qu'il transmit le 28 janvier 1699 à l'abbé Bignon, président, les noms des deux botanistes Morin de Saint-Victor et Morin de Toulon, promus au rang d'académiciens associés (1). Quand Dodart mourut, en 1707, Morin prit sa place dans la section des Académiciens pensionnaires (2).

Il a publié quelques articles dans les bulletins de l'Académie. En 1701, par exemple, il s'avisa que les voies d'absorption des liquides ingérés étaient trop compliquées : il leur fallait passer de l'intestin dans les chylifères, des chylifères dans le canal thoracique, de là

*les progrès de la botanique au Jardin royal de Paris*, etc., par Ant. de Jussieu. Paris, 1718, p. 10, note).

Grâce à Tournefort naquirent les genres *Phelypœa*, *Bignonia*, *Morina*, etc. Voici la description originale que donne Tournefort de la *Morina orientalis* :

« Morina est plantae genus, flore monopetalo, anomalo, tubulato, personato, in duo labia distincto, quorum superius bifidum est, inferius vero tripartitum, ex calice autem plerumque bifido surgit pistillum posticae floris parti adinstar clavi infixum sed sterile : calyx enim insidet tenero fructui qui in alio calyce tamquam in theca reconditur, abitque deinde in semen ut plurimum subrotundum et angulatum. Morinae speciem unicam novi. Morina orientalis, Carlinae folio.

« Morinæ a clarissimo viro Ludovico Morin Doctore Medico Parisiensi et Academiae Regiae Scientiarum Socio nomen posui. »

Figure *in* t. III, nᵒ 480.

J. Pitton Tournefort... *Institutiones Rei herbariae*. Parisiis, 1719, t. I, in Corollarium, p. 48.

Je ne sais si c'est à Louis Morin ou à son homonyme Morin de Toulon que Dodart a dédié l'*Hydrophyllon Morini*. (Description de quelques plantes nouvelles, par M. Dodart. *Mémoires de l'Académie royale des Sciences, 1666-1699*, tome IV, p. 269.)

(1) Lettre de Phelypeaux de Pontchartrain à l'abbé Bignon. *Hist. de l'Acad. des sciences*, 1699.

(2) M. Maindron dit qu'il fut nommé le 1ᵉʳ février 1708 en remplacement de Burlet, nommé médecin du Roi d'Espagne.

dans la veine sous-clavière, la veine cave,le cœur droit
réduit au rôle de réceptacle du chyle, « *chyli cacabus
et olla coquinaria* », disait avec indignation Riolan ;
après le cœur droit, venaient la petite circulation, puis
le cœur gauche, l'aorte, enfin les artères rénales et les
reins. M. Morin se mit en devoir de chercher « si le
chemin des urines ne pourroit pas être accourci ». Il
y avait bien la veine porte, mais on n'en parlait plus
depuis Pecquet ; ayant mûrement réfléchi, notre homme
inventa un système nouveau, commode autant qu'ingénieux, et grâce auquel la précoce diurèse du repas
s'expliquerait fort bien : il suffirait d'admettre que le
liquide bu passe partiellement dans le péritoine à travers les tuniques de l'estomac ; il y rencontre bien l'intestin, mais ce boyau est enduit « d'une pituite glai-
reuse imperméable » ; heureusement les pores de la
vessie se trouvent là fort à propos et le liquide y pénètre, ce qui lui permet d'être chassé presque aussitôt
ingéré. M. Morin trouvait à ce mécanisme toutes sortes d'avantages, en particulier « la facilité avec laquelle
il explique l'origine de l'hydropisie ». Il n'avait en
effet qu'un défaut, celui d'être erroné.

L'Académie des sciences avait entrepris, presque au
lendemain de sa fondation, l'examen des eaux minérales
de France. Morin qui avait étudié, comme nous l'avons
vu, les eaux de Forges en compagnie de Dodart, leur
consacra un rapport en 1708. Il en fit un autre sur
les bons effets de l'oseille dans le scorbut : en sa qualité de médecin de l'Hôtel-Dieu, Morin avait pu, lors
de la grande épidémie de 1694, observer cinq ou six
cents scorbutiques dans son service, et les traiter avec
quelque succès par ce moyen thérapeutique peu coû-
teux.

Mais en somme Morin a très peu publié ; cela ne
veut pas dire qu'il ait peu travaillé. Lui, pourtant si
retiré du monde, il s'était senti de bonne heure envahi

par cet amour de la retraite qui avait séduit tant de ses contemporains, poussé les solitaires dans le désert de Port-Royal, et inspiré de si jolis vers à M. de Racan et à M. de La Fontaine :

> Solitude où je sens une douleur secrète,
> Lieux que j'aimai toujours, ne pourrai-je jamais,
> Loin du monde et du bruit goûter l'ombre et le frais?
> Oh ! qui m'arrêtera sous vos sombres asiles ?

Anachorète déjà, M. Morin ne fit que changer de cellule : il se réfugia aux champs, ou presque, dans l'enclos de la vieille abbaye Saint-Victor dont les deux flèches se dressaient au bord du fleuve, au delà de la porte Saint-Bernard qui fermait Paris de ce côté. La campagne était tout près et notre homme pouvait aller, par les beaux soirs d'été, cueillir des plantes sur les talus des bords de la Bièvre ou dans les prés fleuris qu'arrosait alors la Seine ; puis il rouvrait son herbier, contemplait les corolles fanées, vrais bouquets de vieillard, souvenirs des printemps envolés, seules fleurs d'un hiver sans avenir.

Le monastère renfermait une riche bibliothèque, largement ouverte aux chercheurs ; le docteur était au mieux, je gage, avec le bon frère bibliothécaire, le chanoine Le Tonnelier ou le P. Bouët de la Noue ; il profitait de cette hospitalité du travail que les abbayes donnaient alors aux érudits qui, comme Morin, se trouvaient à l'aise là où ils avaient du pain, de l'eau et des livres. D'ailleurs, en fait de bouquins, Morin possédait déjà les siens : il en avait pour vingt mille écus (1), et c'était là, avec son herbier et son médaillier, sa seule richesse ; son esprit, comme le dit Fontenelle, lui avait coûté plus cher à nourrir que son corps.

A cet homme méticuleux, la sage ordonnance d'une vie bien réglée avait permis des travaux d'admirable

---

(1) « Bibliothèque estimée 60.000 livres, » dit Hazon.

patience, qui par malheur sont perdus : un index manuscrit d'Hippocrate, dont Jussieu hérita, dit-on, fut la besogne de toute sa vie : il ne put le terminer qu'un an avant sa mort. Un jour il présenta à l'Académie des sciences un journal qu'il tenait depuis trente-trois ans, notant minutieusement toutes les particularités barométriques, thermométriques, hygrométriques et météorologiques de chaque journée, merveille de suite et de ténacité, sans une lacune. C'est que le bonhomme était d'une exactitude exemplaire; chaque heure l'envoyait, avec une précision d'automate,à une besogne déterminée; à voir combien ses actes dépendaient de l'heure, de la minute, de la seconde,le bon frère portier dut se demander plus d'une fois si M. Morin ne disparaîtrait point un jour dans son horloge,comme les apôtres qui, sur le coup de midi, sortent, puis rentrent dans le cadran de la cathédrale de Strasbourg.

Les fonctions de sa vie, dit Fontenelle, « observaient un ordre presque aussi uniforme et aussi précis que les mouvements des corps célestes». A sept heures du soir, M. Morin allait se coucher; réveillé à deux heures du matin, il passait trois heures en prière et se rendait à l'Hôtel-Dieu entre cinq et six heures en été, sept et huit heures en hiver,entendant au passage la messe à Notre-Dame. De retour en son logis, il lisait l'Ecriture Sainte, déjeunait à onze heures et s'en allait passer deux heures au Jardin des Plantes, admirer les fleurs nouvelles et deviser avec les botanistes. Rentré dans son ermitage, il se plongeait dans quelque ouvrage de médecine ou d'érudition, à moins qu'il n'eût des pauvres à soigner, ou des visites à recevoir, mais elles étaient rares : « Il n'y avait guère que quelque Antoine qui pût aller voir ce Paul. » Il avait coutume de dire : « Ceux qui viennent me voir me font honneur, ceux qui n'y viennent pas me font plaisir. » Morin avait, à ce qu'il paraît, une longue expérience des hommes.

La fin de sa vie fut marquée par deux grandes réformes : il prit un domestique et joignit à son ordinaire une once de vin ; il mesurait d'ailleurs ce liquide au compte-gouttes, comme un poison. Peu à peu il délaissa la clientèle et réserva ses soins et les résultats de sa longue pratique aux pauvres et à ses malades de l'Hôtel-Dieu. Mais, à 78 ans, il devint impotent et ne quitta plus guère son lit. Il garda pourtant toute sa lucidité d'esprit, sauf les six derniers mois. Il s'éteignit doucement, sans maladie, le 1er mars 1715, à près de quatre-vingts ans. Il fut enterré dans le cloître des chanoines de Saint-Victor.

Ainsi mourut, après quelque soixante-dix ans de labeur, cet homme de bien. Ce religieux laïque avait compris quel merveilleux instrument d'utilisation du temps est la règle qui ne laisse au hasard aucune minute et double les heures en les épargnant. Cette vie monacalement, méticuleusement divisée, est un modèle de distribution des devoirs d'esprit, de conscience et de charité ; dans son asile d'ascète, la science se réfugia sous l'aile de la piété sans que l'une fît tort à l'autre, et ce fut de sa part une idée touchante que de prendre l'épithète de Morin de Saint-Victor, comme d'un fief scientifique déjà célèbre et qu'il honora encore de son nom.

Le portrait de Morin fut gravé en 1696, in-4°, par Picart le Romain (1). Avec sa grande perruque, dont les boucles ondulent et vont se perdre sur les épaules, son jabot de dentelle émergeant des plis du manteau drapé sur le buste, Morin nous apparaît sous le burin de Picart avec cet air de famille qu'ont tous les portraits des héros du grand règne. Le regard est vif, le front haut, mais un sourire discret anime à peine la régula-

_______________

(1) Ce portrait est reproduit dans l'*Essai d'Iconographie mancelle*, par A. Mautouchet Mamers, 1895.

rité calme des traits; on sent là un homme maître de lui, d'une volonté ferme, poursuivant lentement le cours tranquille d'une vie méthodique et laborieuse.

Autour du cadre, court cette simple inscription: *Ludovicus Morin, Doctor medicus parisiensis*, et le poète Santeuil a composé pour l'effigie de ce misanthrope bienfaisant cette épigraphe en vers phaleuques:

> Vivere non alio vellet, dum spirat, amico,
> Alioque medico nollet œgrotus mori.

### Ouvrages de L. Morin.

1° *An* φιλογελοι *habitiores?* 1re Thèse quodlibétaire, 1664.

2° *An annus qui fructuum, idem et morborum ferax?* Thèse cardinale, 1665.

3° *An sit insita alicui homini naturaliter vis curandi morbos?* 2e Thèse quodlibétaire, 1666.

Ces 3 thèses sont conservées dans le recueil des Thèses de la Faculté de médecine de Paris.

4° *An* { *sanguis in pleuritide semper ex latere affecto ducendus? paraliticis vinum?*

**Acte de vespérie (1667).**

5° *An* { *infantibus venæ sectio? febris pestilentis initio purgatio?*

**Acte doctoral (1667).**

6° Acte pastillaire (1668).

*An sanguis transfusus* { *partibus affectis? sanguinis inopiâ?*

7° *Hortus regius, pars prior.* Parisiis, 1665, in-fol. (En collab. avec Fagon, Jonquet et Gallois.)

8° *Journal météorologique de 33 ans.* (Hist. de l'Acad. des Sciences, 1701, p. 18, mss.)

9° *Projet d'un système touchant les passages de la boisson et des urines.* (Hist. de l'Acad. des Sciences, 1701, pp. 34-35., Mémoires, 1701, pp. 196 et suiv.)

10° *Traitement du scorbut.* (Hist. Acad. Sciences, 1708, p. 52.)

11° *Etude des eaux de Forges.* (Hist. Acad. Sciences, 1708, pp. 57-58.)

12° *Index d'Hippocrate*, mss. inédits.

# F. Poupart [1]

PAR

**M. Paul Delaunay**

*Interne des hôpitaux de Paris.*

M. de la Hire, homme docte en son temps, et fort
versé dans toutes les sciences, principalement dans
l'architecture, dont il faisait un cours fort suivi, comptait au nombre de ses auditeurs les plus assidus un
personnage de petite mine, assez mal vêtu, mais fort
attentif; un contremaître, sans doute, ou un ouvrier de
constructions. Or, un beau jour de l'an de grâce 1699,
M. de la Hire se rendit à l'Académie des sciences qui
tenait en grand apparat sa première séance, au lendemain de sa réorganisation. Il ne fut pas peu surpris de
heurter dans la foule des nouveaux élus un homme si-
lencieux, timide, son maçon! Il se précipita vers Fontenelle pour lui demander quelque explication et il apprit, à sa grande stupéfaction, que ce modeste inconnu
qui paraissait si passionné pour l'architecture et la géo-

(1) A consulter : Fontenelle, Eloge de M. Poupart. *Hist. de l'A-
cad. royale des Sciences, 1709*, et *Mémoires de Trévoux*, de janvier 1710. — Hauréau, *Histoire littéraire du Maine*. Paris, 1876,
t. IX. — Renouard, *Essais hist. et litt. sur la ci-devant prov.
du Maine*. Le Mans, 1811, t. II, pp. 175-177. —Eloi, *Dictionnaire
historique de la Médecine ancienne et moderne*. Mons, 1778. —
Portal, *Histoire de l'anatomie et de la chirurgie*. Paris, 1770,
t. IV, p. 194.— E. Maindron, *l'Ancienne Académie des Sciences.
Les Académiciens*. Paris, 1895. — Niceron, *Mémoires pour servir
à l'hist. des hommes illustres dans la Rép. des Lettres*. Paris,
1730, t. XI.

métrie, s'appelait M. Poupart et qu'il entrait à l'Académie, dans la section d'Anatomie, comme élève de Méry.

On pouvait, à cette époque, être pauvre et devenir académicien.

François Poupart était né au Mans en 1661 ; son père, bon bourgeois et bien apparenté, vivait petitement de ses rentes ; mais il eut tant d'enfants qu'aucun d'eux ne put imiter cet enviable exemple et qu'ils durent se pourvoir eux-mêmes. L'un d'eux devint capitaine de vaisseau (1).

François fit ses études chez les Oratoriens qui tenaient au Mans, depuis 1624, un collège florissant ; il approfondit la philosophie, s'enthousiasma pour Descartes dont la lecture encouragea ses goûts prononcés pour l'étude de la nature ; cependant il finit ses cours sans trop savoir dans quelle voie s'engager ; il y réfléchit pendant plusieurs années, puis, un beau jour, se décida pour la médecine et partit pour Paris.

Sa bourse était peu garnie ; pour se créer quelques ressources, il donna des leçons de grec et de latin à un écolier ; un beau jour, il constata que, s'il y gagnait un peu d'argent, il y perdait aussi du temps ; il décida de renoncer au préceptorat, préférant rogner sur son budget que sur son travail ; et si de la sorte il mangea

----

(1) En 1672, un sieur René Poupart, marchand cirier au Mans, fils de Martin Poupart, maître en chirurgie, et de Renée Pottier, épousa Marie Le Romain. Il demeurait, en 1689, paroisse Saint-Nicolas. C'était probablement un très proche parent de notre héros. (Cité par Chambois, *Inventaire des minutes anciennes des notaires du Mans.*)

Nous relevons encore les noms de Julien Poupart, avocat au présidial du Mans, dont la fille, Antoinette, épouse, en février 1631, Michel Tarot, marchand à Vallon. — Pierre Poupart, officier de S. A. M. le Prince (1708). — Claude Poupart, maître en chirurgie à Pont-de-Gennes, époux de Françoise Pottier, cité en 1715. — François Poupart, époux de Marie Soré, chirurgien à Yvré-l'Évêque, fils du précédent, cité en 1713. — Louis Poupart, baptisé en l'église de la Couture, le 18 août 1611, au Mans, fils de Louis Poupart et de Marie Guitton.

désormais moins bien, il lut beaucoup plus; aussi
estima-t-il, en se frottant les mains, qu'il avait fait un
heureux calcul. M. Poupart, qui travaillait par plaisir,
finit par jeûner par goût. Il se serait bien fait moine,
mais il aimait le grand air et la liberté ; et si le vœu
de pauvreté ne lui eût guère coûté, le vœu de réclu-
sion l'aurait beaucoup gêné. Aussi ne vivait-il point en
ermite dans sa mansarde. Bohême de la science, il sor-
tait, glanait pour son intelligence aux leçons de La
Hire, de Duverney, de Bourdelot, et acquérait aux cours
du Jardin Royal des connaissances qu'il approfondis-
sait ensuite à l'école de la nature. Il connut les délicieu-
ses musardises du chercheur, l'allégresse des courses
matinales dans la rosée, après les fleurs dès l'aube
écloses, la douceur du repos au plus profond d'un fourr-
ré, au cœur de l'été, quand la campagne déserte est
lumineuse, brûlante ; c'est alors un plaisir que de se
terrer au frais, sous bois, d'écouter les gousses des genêts craquer de chaleur, dans le susurrement aigu et
monotone d'insectes invisibles ; de contempler l'inten-
sité de vie que la bonne et féconde nature met sous
chaque feuille et qui grouille sous chaque brin d'herbe :
la procession des fourmis, les caprices des papillons,
le manège des scarabées de bronze vert fouillant le
cœur des églantines. M. Poupart honorait Dieu et il
l'aima dans toutes ses œuvres ; excepté l'homme qu'il
fréquentait peu ; mais il reporta tous les élans de sa
sympathie sur les bêtes, et le ver et la chenille n'eurent
point d'admirateur plus convaincu, d'observateur plus
patient ; il écouta la confidence des abeilles ; il surprit
la stratégie du fourmilion, et fit un gros mémoire pour
expliquer comment le limaçon des jardins fait les cornes. Au printemps de 1693, il courut dans les sain-
foins des environs de Vanves à la recherche de ces flo-
cons d'écume qui couvrent parfois les feuilles des plantes.
Les savants de cabinet les expliquaient par les exha-

laisons terrestres ou par la sève des plantes ; les bonnes
femmes les appelaient des crachats de coucou, et le
docte Swammerdamm ignorait leur origine. Poupart,
qui savait regarder de près, regarda, et découvrit une
jolie petite larve d'un beau vert pré, pourvue de deux
yeux rouges ; il en emporta plusieurs, les fit travailler,
les vit cracher, bulle à bulle, de leur intestin, la mousse
protectrice qui devait les dérober aux insectes carnas-
siers ; les mues finies, il en sortit de charmantes petites
mouches noires au vol sautillant.

Il y avait tant de choses curieuses à découvrir dans
ce domaine, alors presque inexploré, de l'observation
entomologique ! « Il ne faut point aller aux Indes,
écrivait notre homme, pour y chercher des animaux
dignes de nos travaux et de nos aplications ; nos bois,
nos forêts, nos montagnes, nos valons, nos ruisseaux,
nos fontaines, nos lacs, nos rivières et nos costes mari-
times nous en fournissent d'aussi admirables que ceux
que l'on nous aporte des pays les plus reculez (1). »
M. Poupart observait tout : les vieux murs des jardins,
les lichens des toits, et même le grand bassin du Palais-
Royal où il trouva « un insecte aquatique qui paroît
tout argenté lorsqu'on le plonge dans l'eau, l'ayant
auparavant exposé quelque temps à l'air », et qui est
la larve d'un diptère ; il emportait chez lui des limnées,
pour les regarder nager tout à son aise et étudier leur
mode de progression ; il fit même des découvertes en
son propre logis, sous sa cloche à fromage : il composa
le panégyrique du vermisseau qui s'engendre sur le
fromage, animal ingénieux qui, pour voyager, se courbe
à grand'peine en arc, en se mordant la queue, puis se
détend comme un ressort et bondit, ainsi projeté, très
loin. L'auteur pense que la douleur de cette morsure

______

(1) *Journal des Savants*, 1696. Hist. anat. du Scarabée ou de
la Cantharide aquatique.

« irrite ses esprits et les met dans une raréfaction capable de gonfler son corps et d'en augmenter la vertu du ressort ». Au reste, il assure qu'il sort de notre insecte « une petite mouche longue, gaye, et dont les ailes sont comme argentées (1). »

En somme, au point de vue entomologique et malacologique, Poupart a laissé un certain nombre d'observations exactes ; il a reconnu l'origine de l'écume de la *Locusta pulex* (2), étudié les métamorphoses et les mœurs de la larve de la mouche du fromage, le mode de natation de la limnée (qu'il appelle le Limaçon aquatique),l'anatomie du limaçon, celle de la sangsue dont il a découvert l'hermaphrodisme ; c'est encore lui qui a vu que les libellules proviennent de larves aquatiques dont il a donné la figure ; enfin il a complété les remarques de Carré sur les mœurs du fourmilion. Il a apporté dans toutes ces recherches la plus scrupuleuse attention, « aimant mieux, dit-il lui-même, publier sa faiblesse que les moindres erreurs dans le monde (3) ». Il se montre, en somme, le digne précurseur d'un des plus grands observateurs en entomologie, de Réaumur. Sa phrase pèche peut-être, comme le style du temps, par quelque lourdeur, mais somme toute elle ne manque ni de précision ni de clarté. Voici un passage de son étude sur le fourmilion :

« Cet insecte a été nommé Formica-Leo parce qu'il vit ordinairement des fourmis qui donnent dans ses embuscades, mais cela ne mérite pas de le faire nommer un lion, car il n'a que la finesse du renard ; il seroit donc mieux de l'appeler Formica Vulpes.

---

(1) *Journal des Savants*, 1695. *Le Saut du vermisseau qui s'engendre sur le fromage.* Cet insecte est la *Piophila* Fallen. (*Tephritis* Fabr., *Mosillus* Latr., *Musca* (Lin.) *casei*, aussi décrite par Swammerdamm et Goedart.

(2) *Locusta pulex*, Poupart = *Cicada* (*Aphrophora* Germ.) *spumaria*, Lin.

(3) *Histoire anatomique de la Sangsue.*

« Pendant qu'il est ainsi en embuscade, si quelque
fourmi ou autre insecte semblable vient à passer sur
le bord de sa fosse, et qu'il fasse ébouler du sable dans
le fond, cela avertit le Formica-Leo qu'il y a du gibier
pour lui. Alors il jette du sable avec sa tête sur la
Fourmi pour la faire tomber dans le fond de sa fosse
entre ses deux cornes, car il ne court jamais après elle.
Mais comme cela n'arrive pas toujours du premier
coup, et qu'elle s'apperçoit des pièges qu'on lui tend,
elle grimpe pour sortir de la fosse et quelquefois elle
retombe à cause de la mobilité du sable ; elle veut
enfin remonter, mais le Formica-Leo qui est toujours à
l'aguet jette encore du sable sur la fourmi. Si elle
tombe entre ses cornes il la serre... et la succe tant qu'il
y trouve de l'humeur. Quand il ne reste plus que la
peau de la fourmi il la jette hors de sa trémie, et si
elle est démolie il la raccommode pour une seconde
chasse. »

Lorsqu'il avait ainsi fait quelque petite découverte,
M. Poupart allait dans les bureaux du *Journal des
Savants* faire insérer son article ; aussi ne tarda-t-il
pas à être fort avantageusement prisé des érudits lecteurs de cette feuille ; son étude sur la sangsue fut,
entre autres, très remarquée. Notre homme avait encore
à sa disposition une autre tribune où publier le résultat de ses investigations, et c'était l'Académie de l'abbé
Bourdelot.

Médecin du prince de Condé, praticien très capable
et chéri des reines (il avait donné ses soins à Christine
de Suède), l'abbé Bourdelot ouvrait chaque semaine
aux beaux-esprits son logis de l'hôtel de Condé. On
y rencontrait des philosophes, des magistrats, des médecins, des chimistes, et parfois des académiciens.... de
l'autre Académie, Pecquet, Dodart, Stenon, Graaf,
Mariotte et Roberval, La Mothe-Le-Vayer et Gassendi.
On mettait sur le tapis des sujets très scientifiques, et

ces hommes doctes dissertaient gravement par ordre de préséance ; leurs longues périodes se déroulaient avec la majestueuse allure d'une harangue d'apparat, sous la présidence de Bourdelot, pour le plus grand ravissement de ce petit monde qui gravitait autour de l'hôtel de Condé ; mais ces savants respectables prenaient là des surnoms de précieux ou de bergers de l'Astrée, et c'était un Oronte qui donnait la réplique à un Lisimon, Agénor à Philidas, et Pamphile à Alcidas (1).

Malheureusement l'abbé Bourdelot mourut le 9 février 1685, et Poupart perdit la noble joie des entretiens académiques de l'Hôtel de Condé. Il retourna à ses insectes ; mais il se dit un beau jour qu'il lui serait fort utile de connaître l'anatomie de l'homme, pour mieux apprécier celle des animaux ; il décida donc de l'apprendre et, pour ce, de se faire chirurgien. Une place était justement vacante à l'Hôtel-Dieu. Poupart acheta des livres, travailla d'arrache-pied, se présenta, fut admis avec éloges (2). Heureusement pour lui, l'épreuve était purement théorique, et ce candidat si brillant eût été fort empêché, le cas échéant, de réussir une saignée ; il l'avoua, une fois reçu, à ses juges ; ils furent bien étonnés de voir un élève capable de s'assimiler toute la théorie sans savoir un mot de pratique. Poupart eut d'ailleurs tout le temps de combler cette lacune ; il resta trois ans à l'Hôtel-Dieu. Sorti de là, il étudia, sans toutefois se désintéresser des plantes et des insectes, la

---

(1) Voy. Le Gallois, *Conversations académiques tirées de l'Académie de M. l'abbé Bourdelot*, 2 vol. in-12. Paris, 1674 et 1684.

(2) Il s'agissait probablement d'une place de chirurgien externe ; le jury se composait, aux termes du Règlement du 12 mars 1666, de deux médecins et de deux maîtres chirurgiens. — Pour être reçu compagnon chirurgien interne (il y en avait 12), il fallait avoir fait un stage comme externe ; or, Poupart n'avait encore jamais pratiqué la chirurgie.

chimie, la médecine. Comme la science ne nourrit guère
son homme, et que les examens coûtaient très cher à la
Faculté de médecine de Paris, Poupart se fit recevoir
docteur en médecine à la Faculté de Reims (1).

C'est probablement pour se créer quelques ressources, en un jour de gêne, que Poupart composa sa *Chirurgie complète* (1695). Ce n'est sans doute qu'un
manuel, un memento d'examen dans le genre des abré-
gés de Vigo et des « Guidons » à l'usage des « Ap-
prentifs chirurgiens ». Portal qui l'eut en mains le
donne comme « une compilation des ouvrages les plus
connus de son temps, ou un extrait des cours que Poupart avait faits sous le célèbre Duverney; les observations qu'il fait sur les trous et les vaisseaux du crâne
ont quelque exactitude, continue Portal, et M. de Haller les estime (2) ». Moins heureux que Portal, nous
n'avons pu retrouver ce livre; il existe bien un ouvrage
aussi intitulé la *Chirurgie complette*, par Le Clerc,
médecin ordinaire et conseiller du Roi, dédié à Fagon,
édité à Paris en 1694, en un volume in-12, et réédité
nombre de fois à Paris, en Belgique et en Hollande;
M. Quérard, dans son *Dictionnaire des ouvrages
anonymes*, dit que Le Clerc est le pseudonyme de Poupart; mais Portal prétend qu'il ne faut pas confondre
la *Chirurgie complette* de Poupart, qui d'ailleurs est
de 1695, avec la *Chirurgie complette* de Le Clerc, qui
est datée de 1694. Quant au docte bibliographe Haller,
il se borne à reproduire l'avis de Portal, sans commentaires (3). La question reste donc en suspens.

Ce qui est sûr, pourtant, puisque nous le tenons d'un

----

(1) Selon Fontenelle. Le Dr Guelliot, dans son ouvrage *les Thèses
de l'ancienne Faculté de Médecine de Reims* (Reims, 1889), ne
cite pas le nom de Poupart.

(2) Portal, *Histoire de l'anatomie et de la chirurgie*, Paris,
1770, t. IV, p. 195.

(3) Haller, *Bibliotheca chirurgica*, Berne et Bâle, 1774, p. 520.

homme bien renseigné, Fontenelle, c'est que Poupart fut considéré de son vivant comme l'auteur d'un ouvrage intitulé *la Chirurgie complette*; c'est que, valant mieux que son livre, et le sachant, Poupart dédaigna de le signer de son nom. « Nous ne rougissons point, dit Fontenelle en parlant de ce livre de misère, d'avouer hautement la mauvaise fortune d'un de nos confrères, ni de montrer au public le sac et le bâton d'un Diogène, quoique nous soyons dans un siècle où les Diogène sont moins considérés que jamais, et où certainement ils ne recevraient pas des visites des rois dans leur tonneau. » C'est dire que Diogène fut fort étonné de se voir un jour appelé dans le palais des rois, au Louvre, où l'Académie des sciences réorganisée se rassemblait solennellement ; Diogène, qui venait de s'occuper, par passe-temps, de philosophie, de géométrie et d'architecture, fut désigné par Pontchartrain, le 28 janvier 1699, à l'abbé Bignon, président, pour occuper la place d'élève-anatomiste de l'académicien Méry. C'est à l'Académie qu'il retrouva La Hire, son maître en architecture.

Les élèves, jeunes et nouveaux venus, gardaient dans les débats un silence timide. Poupart, riche de ses observations antérieures, se mit en avant et leur donna l'exemple. Il communiqua à l'Académie des notices sur les insectes hermaphrodites, sur la structure des plumes des oiseaux, sur les résultats de l'autopsie d'un centenaire, sur les symptômes du scorbut, qui avait sévi en 1699 (ou 1694?), à Paris. Alors les malades encombraient l'Hôtel-Dieu, il fallut en évacuer une partie sur l'hôpital Saint-Louis ; notre homme y courut, curieux d'étudier la terrible maladie; il en a laissé une peinture saisissante, et le fléau rappela à ses souvenirs littéraires la fameuse description de la peste d'Athènes par Lucrèce ; les auteurs qui ont écrit sur le scorbut consultent encore et citent les observations cliniques et ana-

tomopathologiques de Poupart. Les malheureux malades saignaient par tous les pores,

> Sudabant etiam fauces intrinsecus atro
> Sanguine...

ils tombaient tout vifs en déliquescence, les cartilages
costaux se disloquaient d'avec les côtes, les épiphyses
osseuses d'avec les diaphyses : « Quand on remuoit ces
malades, on entendoit un petit cliquetis d'os... j'ai remarqué à l'ouverture de tous ces cadavres, dans lesquels
on entendoit ce petit bruit, que les épiphyses étoient
entièrement séparées des os qui, en froissant les uns
contre les autres causoient ce cliquetis. » Un autre
« avoit une espèce de charbon sur le col du pied, ses
lèvres et les ailes de son nez se fendoient, et une eau
puante couloit lentement de ses narines... *Son cadavre
fit peur, je n'osai l'ouvrir.* » Tels sont les horribles
tableaux que contemplèrent les yeux de Poupart; il
allait, malgré tout, fouiller ces charognes barbouillées
de sang, cherchant à découvrir dans ce putrilage les
causes du mal, et il en accusait les humeurs corrosi-
ves qui imbibaient ces corps défigurés : « Rien n'est
plus capable de corrompre le sang que les longues di-
settes; l'usage des mauvais aliments y contribue encore
davantage, le froid arrête la circulation, et fait séjour-
ner le sang dans les parties où il s'aigrit et pourrit ; la
tristesse et l'abattement de l'esprit qui succède à ces
misères l'emporte sur toutes ces causes, on peut juger
de ce qu'elles ont été capables de faire sur ces malheureux où elles se trouvoient toutes ensemble. Elles y en-
gendroient des lymphes de différentes couleurs dont le
ventre, la poitrine et plusieurs autres parties de leurs
corps étoient toutes remplies. Ces lymphes étoient si caus-
tiques qu'après avoir trempé les mains dans les cadavres elles peloient entièrement... Voilà les foibles expres-

sions des effets d'un mal si cruel que les yeux n'ont pu considérer sans porter la tristesse au cœur (1). »

Poupart travaillait encore, toujours, et, collaborateur fidèle du « Journal des Savants », assidu à l'Académie, exposait au jour le jour ses découvertes à « ceux qui aiment à développer les mystères de la nature (2) ». Il mentionne, en 1700, une observation d'absence congénitale du rein gauche, de l'uretère, des vaisseaux utéro-ovariens gauches, du pavillon de la trompe gauche sur le cadavre d'une fille de sept ans; un cas intéressant d'épilepsie jacksonienne du côté droit de la face et du bras correspondant, au cours d'un abcès du lobe gauche du cerveau consécutif à un traumatisme crânien. En 1704, il publie l'histoire du fourmilion ; en 1706, des remarques sur les moules, leur muscle obturateur, la structure de leur charnière et de son ligament, le mode de progression des moules d'étang ; en 1709, un cas de traumatisme abdominal qui vaut bien qu'on le résume, car c'est une laparotomie qui ne guérit que par miracle : il s'agit d'un garçon boucher qu'une vache furieuse embrocha d'un coup de corne; le pauvre diable, le ventre ouvert, fut apporté le 4 avril 1709 à l'Hôtel-Dieu ; là, Poupart le visita. La plaie abdominale était pénétrante, mais par bonheur l'intestin n'avait pas été lésé.

« Le chirurgien fit d'abord une couture aux bords de la playe, mais il survint tant de pourriture que la couture rompit. Le chirurgien coupa alors les lambeaux de la peau, ce qui fit une si grande ouverture au ventre qu'on voyoit presque tous les intestins. Ils se recouvrirent peu à peu d'une manière si admirable que les plus grands Maîtres dans l'art de chirurgie avoient de

(1) *Hist. de l'Acad. des Sciences*, 1699, p. 176.
(2) Remarques sur les coquillages à deux coquilles, *Mém. Acad. Sc.*, 1706, p. 51.

de la peine à le croire. L'âcreté d'un pus délié et blanc qui nageoit sur la superficie des intestins les corroda et en ouvrit les vaisseaux capillaires qui suintèrent une petite humeur sanglante laquelle fit une espèce de végétation sur les intestins. Elle commença par des grains charnus formez par de petites gouttes de sang qui à mesure qu'elles transpiroient se figeoient sur les intestins soit par la fraîcheur de l'air, soit par le mélange des acides qui sont dans l'air, ou par tous les deux ensemble. Ces petits grains charnus augmentèrent tous les jours en nombre et formèrent peu à peu une nouvelle chair qui couvrit les intestins et ne fit plus qu'un corps avec eux. A mesure que les intestins étoient couverts, la peau croissoit de la circonférence au centre et se coloit à la nouvelle chair qui s'étoit formée, de sorte que les intestins, la nouvelle chair et la peau ne faisoient qu'un tout et la playe fut parfaitement guérie en moins de deux mois... Il ne faut donc jamais desespérer des maladies les plus desespérées, puisque la nature y pourvoit par des inventions si imprévues et par une sagesse si admirable. »

C'est encore à l'Académie des sciences que Poupart donna, en 1705, la description du ligament qui porte son nom : en voici la teneur textuellement prise dans le recueil de la Compagnie : « M. Poupart a parlé de deux gros ligaments ronds fort visibles, puisque dans les grandes personnes ils sont longs de plus d'un demipied, et dont cependant les anatomistes n'ont point traité ; apparemment parce qu'ils n'en ont pas connu les usages. Ils sont attachés par un bout sur la crête de l'Os des Iles, par l'autre bout sur la crête de l'os pubis, et le milieu porte à faux. Ils font la fonction d'os en cet endroit, car ils soutiennent les trois grands muscles de l'abdomen, c'est-à-dire l'oblique externe, l'oblique interne et le transverse. Leurs fibres tendineuses à peu près parallèles entre elles vont s'attacher à ces ligaments. Ils sont situés immédiatement au-dessous des anneaux. La pensée de M. Poupart est qu'ils peuvent soutenir et rompre en partie l'impulsion que de grandes toux, des sauts violents, etc., donnent aux intestins, et par là les empêcher de s'insinuer entre les anneaux et de former des hernies. De plus ces ligaments tenant lieu d'os, quelques os que la nature eût mis à leur place, le ventre en auroit eu moins de liberté de s'étendre, surtout dans les grossesses. Par ces raisons, M. Poupart appelle ces deux ligaments suspenseurs de l'abdomen (1). »

Cette opinion ne fut pas adoptée par tous les anatomistes. Morgagni refuse de voir dans le ligament de Poupart autre chose que le bord inférieur du tendon du grand oblique (2). Dans la première édition de son Abrégé anatomique, Heister n'en fait pas même mention, ne le considérant pas comme un ligament autonome, mais il le signale dans la deuxième édition (Altorf et Nuremberg, 1719) sous le nom de ligament de Poupart (3). Avec Heister, Morgagni et G. Cowper, Portal regarda « ces prétendus ligaments » comme une dépendance du grand oblique, en observant d'ailleurs que la description de Poupart était un peu incomplète et que cette arcade crurale avait déjà été étudiée par Fallope.

En octobre 1709, Poupart, épuisé par un travail assidu, peut-être aussi par des privations, tomba malade : il fut très rapidement emporté et mourut le 31 octobre. Enguéard, docteur de la Faculté de Paris, lui succéda à l'Académie comme élève de Méry ; son éloge funèbre fut prononcé par Fontenelle.

---

(1) *Hist. de l'Acad. Roy. des Sciences*, 1705, p. 51.
(2) Morgagni, *Adversaria anatomica*. Padoue, 1719, III, 1, p. 2.
(3) *L'Abrégé anatomique de Maître Laurent Heister*, traduit sur la 2° éd. Paris, 1724, p. 370.

Timide jusqu'à la sauvagerie, Poupart a caché sa vie comme le sage, dans une médiocrité peu dorée ; la gêne est trop souvent l'apanage des amoureux de la science pure ; Poupart accordait trop à son esprit, pour pouvoir encore lui demander quelque lucre et bénéfice matériel ; et dans le sein de sa pauvreté fière il s'estimait heureux de ses goûts modestes, préférant vivre maigrement pour bien travailler que de beaucoup travailler pour mieux vivre.

## Ouvrages de Poupart.

1° *Observations de M. Poupart D. V. touchant une écume qui se trouve sur les plantes, dans laquelle on apperçoit des œufs d'insectes et des insectes encore imparfaits dont il donne la description.* Journal des Savants, 1693, p. 370.

2° *L'analyse des cornes du limaçon des jardins avec la raison mécanique de leur mouvement.* Journal des Savants, 1693, pp. 465-468.

3° *L'analyse des vaisseaux prolifiques du limaçon des jardins.* Journal des Savants, 1694, p. 52.

4° *La Chirurgië complette.* Paris, 1695, 1 vol. in-12 (??)

5° *La progression du limaçon aquatique dont la coquille est tournée en spirale.* Journal des Savants, 1694, p. 142.

6° *Le saut du vermisseau qui s'engendre sur le fromage.* Journal des Savants, 1695, p. 363.

7° *Histoire anatomique du scarabé ou de la cantharide aquatique.* Journal des Savants, 1696, p. 306.

8° *Histoire anatomique de la sangsue.* Journal des Savants, 1697, pp. 332-335.

9° *Description d'un insecte aquatique qui paroît tout argenté lorsqu'on le plonge dans l'eau, l'ayant auparavant exposé quelque temps à l'air.* Journal des Savants, 1698, p. 244.

10° *Observations sur les insectes hermaphrodites.* Mémoires de l'Académie des Sciences, 1699.

11° *Étranges effets du scorbut.* Mém. Acad. Sc., 1699. Voy. aussi *Recueil de Mémoires ou Collection de pièces académiques...* par J. Berryat. Dijon et Auxerre, 1754, tome Ier, pp. 474-484.

12° *Sur les plumes des oiseaux.* Mém. Acad. Sc., 1699.

13° *Sur un homme mort à cent ans.* Hist. de l'Acad. des Sciences, 1699. « Les 9 vertèbres inférieures du dos, dit Poupart, ne formoient plus qu'un os, les cartilages qui sont entre deux s'étant tout ossifiés... » De plus, des coulées osseuses d'un os plus blanc reliaient les apophyses transverses qui ressemblaient « à des mamellons que la Nature commençoit aussi à recouvrir d'un os blanc, comme si elle avoit voulu rajeunir ce vieil homme ainsi qu'une vieille souche se reproduit et que son bois sec se recouvre d'une nouvelle écorce. »

14° *Dissection d'une fille de 7 ans qui présentoit de remarquables difformités.* Hist. de l'Acad. des Sc., 1700, p. 35.

15° *Suites funestes d'une plaie faite à la suture sagittale.* Hist. de l'Acad. des Sc., 1700, p. 44.

16° *Sensibilité dure-mérienne.* Hist. de l'Acad. des Sc., 1700, p. 45. « M. Poupart parla encore d'une femme à qui il avoit fallu enlever la moitié du crâne qui s'en servoit à recevoir l'aumône. Comme elle avoit la moitié de la dure-mère découverte, un jour quelqu'un la luy toucha légèrement avec le bout du doigt, elle jetta un grand cry et dit qu'on lui avoit fait voir mille chandelles. »

17° *Histoire du formica-leo.* Mém. de l'Acad. des Sc., 1704, p. 235.

18° *Des écumes printanières*. Mém. de l'Acad. des Sc., 1705, p. 124.

19° *Epilepsie*. Hist. de l'Acad. des Sc., 1705, p. 49. Mort suivie d'autopsie : Poupart attribue cette épilepsie à une « excessive quantité de lymphe épaisse» et adhérente à la dure-mère (probablement méningite en plaque de la convexité).

20° *Absence épileptique*. Hist. Ac. des Sc., 1705, p. 49.

21° *Ligaments suspenseurs de l'abdomen*. Hist. de l'Acad. des Sc., 1705, p. 50.

22° *Remarques sur les coquillages à deux coquilles et premièrement sur les moules*. Mém. de l'Acad. des Sc., 1706, p. 51, avec 2 planches.

23° *Remarques de François Poupart sur une plaie faite au ventre par un coup de corne*. Journal des Savants, 1709, pp. 390-431.

# L'inspection des pharmacies du Mans en 1726.

M. Rambaud, dans un article sur les règlements entre médecins et apothicaires d'Orléans, paru dans la *France Médicale* du 10 août 1904, dit, à propos des inspections pharmaceutiques, que « les médecins semblent disparaître du nombre des inspecteurs au cours du xviiie siècle » et que, « pourtant, il serait difficile de conclure... qu'ils furent partout évincés des commissions, du moins dans la première moitié du siècle ». Cette restriction est en effet fondée, et nous nous permettons de citer à l'appui un extrait des mémoires du médecin Patrice Vauguion. Ce docteur, né au Mans en 1674 et mort dans la même ville en 1748, a laissé sur la vie médicale mancelle des mémoires encore inédits, et qui seront publiés sous peu. Nous en devons la communication à l'obligeance de M. Brière, du Mans, et nous en détachons cette page au sujet de l'inspection des apothicaires :

« En may 1726 nous nous déterminâmes à faire des visites chez les apothicaires ; après leur en avoir parlé le 31 may on envoia des billets chez les trois gardes pour qu'ils eussent à s'assembler chez le doien des médecins afin de régler le jour et l'heure des visites; mais ils ne daignèrent pas faire réponse. — Nota : on

envoia chez les trois gardes apothicaires de peur qu'ils
en prétendissent cause d'ignorance ; car il suffisoit
d'envoier chez un des trois.

« Après quelques pourparlers qui furent inutiles
nous fîmes nos remontrances à M. le lieutenant gén. de
police, lequel envoia chercher les gardes apothiquaires
auxquels il marqua qu'il vouloit que les visites fussent
faites.

« Cela fit l'effet que nous avions espéré et le 9 juillet
1726 les visites furent faites par M. Champion, doien,
et M. Vauguion, sous-doien. M. Livré et M. du Bourg,
gardes des apothiquaires, se rendirent chez M. Champion ; ils étoient en manteau, et les médecins en robe.
On commença par le dernier apotiquaire et on finit par
l'ancien des gardes. Cela se passa fort bien, nous en
fûmes très contens et le soir M. Champion nous donna
à souper.

« J'oubliois à marquer que le doien des médecins
donna le jour et que les gardes apotiquaires vinrent la
veille pour le prendre.

« Au sujet de cet article on peut consulter les statuts
de Versailles, aux art. XXVI et LXVI. »

# Lepelletier de la Sarthe [1]

On rencontre souvent sur les quais, dans la docte
poussière où se confondent mélancoliquement les œuvres disparates de quatre siècles de littérature, les écrits
de M. Lepelletier de la Sarthe, qui fut en son temps un
auteur abondant et qui nous a laissé sur les sujets les
plus divers un nombre respectable de gros volumes.

Almire-René-Jacques Le Pelletier, dit Lepelletier de
la Sarthe, naquit au Mans, faubourg Sainte-Croix, le
13 novembre 1790 (2). Elève du collège du Mans, il fut
salué par les premiers feux de la gloire aux jours solen-
nels des distributions de prix, et il y goûta l'ivresse des
applaudissements de la foule sous les tonitruantes
ritournelles de la musique. Il fut un rhétoricien modèle
et la joie de son professeur, l'abbé Renvoisé ; le 19 septembre 1809, on le choisit pour lire publiquement avant
l'ouverture du palmarès un discours desa composition,
élégant parallèle entre l'éloquence et la poésie (3).

---

(1) A consulter :
F. Legeay, *Nécrologie et bibliographie contemporaines de la
Sarthe*. Le Mans, 1881.
L'abbé Esnault, *Notice sur le D^r Le Pelletier*. Le Mans, 1881, et
*Revue historique et archéol. du Maine*, IX, 1881.
(2) Il était fils de René Lepelletier, propriétaire, et de Magdelaine
Chesneau.
(3) V. Pavet, *l'Ecole secondaire de la Sarthe*. Le Mans, s. d.,
page 10.

Lorsque sa philosophie fut terminée, le jeune homme, ambitionnant désormais d'autres lauriers que ceux des couronnes de papier doré, se décida à sacrifier, comme on disait alors, sur les autels du dieu d'Epidaure.

C'était à la fin de l'année 1810 ; pendant deux ans il suivit à l'Hôtel-Dieu du Mans les leçons du chirurgien E.-J. Legoux (1) et, ainsi préparé, gagna la capitale en compagnie de Dolbeau, son camarade de collège, plus tard médecin à Sillé-le-Guillaume ; il s'y fit recevoir bachelier ès-lettres (28 décembre 1815), puis inscrire à la Faculté de Médecine. A la fin de la première année, les étudiants laborieux pouvaient, après concours, se faire nommer élèves de l'Ecole pratique ; là, mieux partagés que les étudiants ordinaires au point de vue des travaux pratiques et des recherches de laboratoire, ils formaient une sorte d'élite. Pour entretenir l'émulation dans leurs rangs, on décernait annuellement des prix dits de l'Ecole pratique aux plus méritants. Ils restaient là trois ans, et selon qu'ils étaient de deuxième, de troisième ou de quatrième année, prenaient rang dans la troisième, la deuxième ou la première classe. En 1815, Lepelletier, élève de troisième classe, obtint un prix et un jeton ; en 1816, élève de 2º classe, il conquit les prix d'anatomie, physiologie et pathologie ; en 1817, élève de 1re classe, il remporta le prix de chimie et le premier prix d'anatomie. L'obtention d'un premier prix comportait la gratuité de la réception doctorale : la thèse de Lepelletier lui fut payée par la Faculté.

Mais Lepelletier avait voulu parfaire aussi son éducation clinique ; le 1er décembre 1813, il fut reçu interne des hôpitaux, le 9e sur 17. Ses camarades de promotion s'appelaient Bouchard, Lallemand, Pâtissier,

------

(1) Et.-Jacques Legoux, chirurgien en chef des hospices du Mans, mort dans cette ville le 31 janvier 1823. — Auteur de *Dissertation sur le cancer*, présentée et soutenue à l'Ecole de médecine de Paris, le 12 germinal an XI. Paris, an XI, 1803, 48 pp.

Bayle, Destouches, Téallier, Quillet, Rayer, Houssard, Desoër, Jeannain, Bourbier, Barbarin, Pichery, Maunoury, Roche.

En 1814, soignant à la Salpêtrière les petits conscrits bretons qui périssaient, victimes du typhus, il fut atteint lui-même par la contagion, et vit mourir à ses côtés bon nombre d'étudiants, accourus au secours des malades, victimes du dévouement. L'année suivante, Lepelletier était encore là, écoutant, dans les murs de l'antique hôpital, les échos de ces jours tragiques ; voici une page de ses souvenirs : « Pendant que Louis XVIII, abandonnant la partie, s'enfuit à Gand, Napoléon arrive à Paris dans la soirée du 20 mars 1815, y fait son entrée aux approches de la nuit par le boulevard de la Salpêtrière, dans une chaise de poste, comme un simple voyageur pressé d'arriver incognito. Nous vîmes passer la voiture escortée seulement d'un piquet de cavalerie. Sur tout son parcours dans la banlieue se trouvait rassemblée cette populace émeutière que l'on rencontre toujours en mouvement dans les révolutions, et ces hommes à figures sinistres qui, semblables aux oiseaux de funeste présage et précurseurs de la tempête, ne manquent jamais de quitter leurs bouges pour venir toujours, par leur présence et leurs actions, augmenter encore l'horreur des révoltes politiques : tous vociféraient des chansons obscènes contre les Bourbons, et saluaient Napoléon de leurs cris lugubres, se prolongeant comme le glas funèbre du trépassement dans la capitale silencieuse et glacée d'effroi (1). »

Lepelletier eut pour maîtres, à la Salpêtrière, où il passa deux ans, Pinel, le chirurgien Lallemand et son adjoint Murat ; à l'Hôtel-Dieu, de Montaigu, doyen des médecins, et Dupuytren, dont il fut, pendant trois ans, l'élève chéri et l'aide en clientèle.

(1) *Histoire complète de la province du Maine*, t. II, pp. 549-550.

Pendant quelques mois de l'année 1816 on vit, dans la chaire de l'École pratique, un grand jeune homme aux yeux vifs, à la parole ardente, étalant les plis savants d'un jabot de fine batiste sous le col monumental de son habit noir ; cet élégant professeur bénévole était M. Lepelletier, en train d'enseigner aux élèves, encore ses condisciples, la physiologie et la pathologie médicale.

Le 28 avril 1818 il soutint sa thèse de doctorat, une *Dissertation sur la nature des scrophules :* il la dédia à son maître Dupuytren, à Pasquier, alors garde des Sceaux, et à son fils, le baron Pasquier, préfet de la Sarthe, avec lesquels sa famille était en relations (1). Un des membres du jury, Duméril, encouragea le récipiendaire à continuer ses recherches sur ce sujet, et telle fut l'origine du *Traité complet de la maladie scrophuleuse* que Lepelletier publia cette année-là même.

Le délabrement de sa santé le força bientôt de regagner sa ville natale ; il emporta d'élogieux certificats de Dupuytren et de Leroux ; voici la teneur du dernier, en date du 9 juillet 1818 : «Nous soussigné, doyen de la Faculté de médecine de Paris, certifions que M. Le Pelletier (Almire) s'est toujours conduit avec la plus grande distinction ; qu'il a soutenu ses examens et sa thèse avec le plus grand honneur ; qu'il a été reçu aux frais de la Faculté après avoir remporté pendant trois ans tous les premiers prix au concours de l'École pratique ; enfin qu'il est capable de remplir avec supériorité une place de médecin ou de chirurgien en chef dans un hôpital... J.-J. Leroux, doyen. »

Depuis le 5 mai 1818, Lepelletier était membre titulaire de la Société royale des Arts, qui s'appela plus tard Société d'Agriculture, Sciences et Arts de la Sar-

---

(1) Pasquier était baron de Coulans (Sarthe). La famille de Lepelletier s'était fixée à Coulans.

the ; il fut également, le 27 avril 1827, l'un des fondateurs de la Société de médecine de la Sarthe ; il se montra l'un des collaborateurs les plus assidus de ces assemblées, un des orateurs les plus applaudis de leurs séances solennelles, et prêta plus d'une fois son aide à l'érudit Ledru pour les rapports sur les travaux de la Société des Arts. Ces occupations ne l'empêchaient point de prêter une oreille attentive à tous les bruits de la capitale, et d'y garder des relations scientifiques qu'il pourrait bien resserrer un jour : «Monsieur et très honoré confrère, lui écrivait Broussais le 6 avril 1822, vous m'obligerez de me fournir des armes contre l'erreur et le préjugé ! La victoire est à nous également dans Paris, puisqu'il n'y a plus de médecine que dans notre école physiologique. La faculté est aux abois ! Je suis enchanté d'avoir appris votre succès, je m'y attendais. Je compte sur vos promesses et vous prie de votre côté de me regarder comme disposé à faire ce qui pourra vous être agréable. Je suis, etc. Broussais. »

Le 13 janvier 1823, Lepelletier vit mourir son vieux maître Legou, et le 13 février fut choisi par le préfet d'Arbelles pour lui succéder dans le service de l'hôpital ; le 22, la Commission administrative des hospices agréa cette nomination. Le choix était bon, car pendant douze ans d'exercice Lepelletier ne perdit pas un seul de ses opérés. Pour un chirurgien la chose est extraordinaire ; mais l'Administration l'a dit et il faut le croire. Notre docteur était au mieux avec M. d'Arbelles, auquel il dédia même un de ses opuscules. Par malheur la Révolution de Juillet survint, et avec elle un nouveau préfet qui s'appelait M. Tourangin. Ce fonctionnaire ne pensait pas qu'on pût être bon médecin sans afficher l'opinion du moment ; M. Lepelletier, lui, trouvait que c'était bien assez de changer de système en médecine sans s'occuper des évolutions politiques ; aussi avait-il gardé les mêmes convictions depuis quelque trente ans, encore que la France eût changé trois ou quatre fois de régime. Mais M. Tourangin se chargea de l'éclairer sur les bienfaits d'un gouvernement libéral : il commença par lui enlever, sous prétexte de cumul, la chaire d'obstétrique qu'il occupait depuis douze ans, puis il supprima ses appointements de chirurgien de l'hôpital ; il n'osa pourtant lui en retirer la place. Lepelletier sortit alors de son indifférence polie vis-à-vis des autorités constituées : il envoya sa démission. Le 22 avril 1833 la Commission des hospices lui témoigna publiquement ses regrets.

Notre homme avait d'autres desseins : depuis près de quinze ans il travaillait assidûment la physiologie, expérimentant, compulsant Haller, Pinel, Bichat. En 1831 parut l'introduction du *Traité de physiologie* qu'il méditait, et dont il voulait se faire un titre pour le professorat. Cette année-là il se présenta au concours ouvert pour la chaire de physiologie de la Faculté de Médecine de Paris, concours mémorable où rivalisèrent des concurrents de la plus grande valeur : les adversaires de Lepelletier s'appelaient Bérard, Bouvier, Bouillaud, Gerdy, Piorry, Guérin de Mamers, Trousseau, Sandras, Defermon, West, le président du jury était son vieux maître Dupuytren. Le 23 mai, il soutint la thèse requise sur les *Généralités de la physiologie et le plan à suivre dans l'enseignement de cette science ;* ce fut Bérard qui l'emporta, mais la défaite de Lepelletier était glorieuse ; Bouillaud, analysant quelques semaines après le tome Ier du traité de physiologie de Lepelletier qui venait de paraître en librairie, trop tard pour aider au succès de l'auteur, Bouillaud, écrivait : « M. Lepelletier.... dans le concours pour la chaire de physiologie a fait preuve d'un talent professoral des plus brillants en même temps que d'un esprit éminemment philosophique, c'est-à-dire plein d'ordre, familier avec les raisonnements fondés sur les faits positifs et habile à saisir des rapprochements sanctionnés par l'induction la plus rigoureuse (1). »

Déçu de son échec, Lepelletier sentit qu'il lui importait de se rapprocher du centre scientifique. Le 18 mars 1833, il adressa à ses concitoyens manceaux dans une lettre rendue publique la nouvelle de son départ et l'expression de ses adieux : « M. le Rédacteur, la bienveillance avec laquelle mon Traité de Physiologie vient d'être accueilli par le monde scientifique, la nécessité de professer sur un plus grand théâtre pour achever l'ouvrage de pathologie auquel je travaille depuis vingt ans, le besoin de me présenter aux concours de l'Ecole de médecine de Paris, m'obligent à fixer mon domicile dans la capitale (2). » Lepelletier était depuis le 5 avril 1825 correspondant de l'Académie de médecine : il annonça à cette assemblée que, redevenu Parisien, il allait enfin pouvoir suivre assidûment ses travaux ; le 15 juin 1833, le secrétaire lui répondit que ses collègues se félicitaient de le savoir plus près d'eux.

Cette année-là, la démission de Dubois permit à Cloquet de prendre la chaire de clinique externe de la Faculté ; Cloquet laissait ainsi vacante la chaire de pathologie externe qui ne lui plaisait plus. Lepelletier, Auguste Bérard, Blandin, Dubled, Gerdy, Sanson aîné, Velpeau, se mirent sur les rangs ; mais l'ombrageuse suspicion hante toujours l'esprit des candidats inquiets, et les cancans allèrent leur train ; on dit que Blandin était le favori de la Cour, que Louis-Philippe faisait pour sa réussite des vœux qui pourraient bien être des ordres, etc., etc. Blandin dut protester publiquement contre ces bruits. On daubait aussi sur Lisfranc qui s'était inscrit et, à la dernière heure, avait

----

(1) *Journal hebdomadaire des progrès des Sciences et institutions médicales*, 1831, t. V, pp. 26-28.

(2) Lepelletier s'installa 12, rue de Tournon, puis 30 *bis*, rue de Rivoli.

dédaigné de concourir. Lepelletier ne l'imita point, et travailla d'arrache-pied : sa première leçon, sur l'étranglement, eut un gros succès auprès des auditeurs, et « la majorité, dit Vidal de Cassis, était presque magnétisée »; par malheur, il se tira moins bien de la deuxième épreuve, une leçon sur les tumeurs blanches. Le 7 août, sa thèse sur les *Causes de déplacement dans les fractures, les moyens de prévenir l'action de ces causes et de s'opposer à leurs effets,* fut vigoureusement attaquée ; Gerdy releva des erreurs dans l'historique, Velpeau dans l'anatomie, Blandin, Dubled revinrent encore à la charge. « M. Lepelletier, dit Vidal, adopta un système de défense assez ingénieux : il s'est armé de beaucoup de dédain et en a fait un grand usage contre la plupart des arguments qu'on lui a opposés. » Cette fois encore, Lepelletier, candidat brillant mais malheureux, resta sur le carreau ; ce fut Gerdy qui triompha (1).

En 1834, il fallut remplacer Boyer, professeur de clinique chirurgicale. Le 23 juillet, Lepelletier, toujours sur la brèche, se retrouvait sur le banc des candidats pour défendre sa thèse : *Des hémorrhoïdes et de la chute du rectum, du traitement chirurgical de ces affections ;* aux arguments de ses compétiteurs il répondit avec beaucoup de finesse et d'esprit : il sut déconcerter Sanson, soutenir contre Velpeau une belle passe, et désarmer les prétentions de Lisfranc par une imperceptible ironie ; Lisfranc n'avait point manqué l'occasion de parler de ses propres travaux sur l'extirpation du rectum ; Lepelletier, sans se départir d'une politesse parfaite, lui démontra tout doucement que ses idées étaient fausses, ses opérations dangereuses et les résultats pitoyables ; il est vrai que Lisfranc avait toujours pour ses contradicteurs une réponse catégorique :

(1) *Journal universel et hebdomadaire de Médecine et de Chirurgie pratiques,* 1833, t. XII.

« Monsieur, ce n'est pas mon opinion.... Je suis d'une opinion tout à fait opposée. » Son opéré n'était plus là pour protester : il était mort. — Velpeau, qui fut nommé, faillit être battu par Sanson qui tint ferme jusqu'à la fin. A. Bérard, Blandin, Dubled, Guerbois, Laugier, Thierry et Lepelletier n'arrivèrent qu'en dernière ligne, ce dernier en dépit d'un rapport fort élogieux de Larrey sur ses titres et ses concours antérieurs.

Sans se décourager, Lepelletier se remit à l'ouvrage ; sa clientèle expédiée et sa journée finie, il rouvrait ses livres, et travaillait bien avant dans la nuit jusqu'à l'heure où chicards, clodoches et débardeuses échappés des valses de Musard passaient bruyants sous ses fenêtres et rappelaient au savant que l'heure avait sonné où les honnêtes gens vont se coucher. Cependant il subit en 1835 un nouvel échec dans le concours pour la chaire de clinique chirurgicale de feu Dupuytren, qui échut à Sanson l'aîné ; mais cinq places d'agrégés en médecine étaient vacantes : notre homme s'inscrivit (1) ; le 29 mai 1835 le sort lui attribua comme sujet de thèse : *les résultats de l'administration du tartre stibié à haute dose dans le traitement de la pneumonie et du rhumatisme*. C'était toujours le même programme absurde, le sujet tiré au hasard en dépit des études antérieures du candidat, et qu'il fallait traiter en dix jours, ce qui ne laissait aux malheureux concurrents ni le temps ni le goût de faire autre chose qu'une indigeste et impersonnelle compilation. Tout le monde réclamait depuis longtemps contre ce système déraisonnable, et personne n'osait le réformer : il avait l'avantage de permettre aux juges de tenir fort peu de compte des épreuves. Rufz, Legroux, Delaberge, Gouraud et Cazenave furent promus.

Enfin Lepelletier vit ses efforts couronnés de succès :

_______

(1) Composition écrite : *des plaques de Peyer.* Épreuves orales : *les convulsions, la péritonite puerpérale.*

il avait infructueusement concouru en 1834 pour une place de médecin du bureau central ; en 1835, il se représenta, non sans terreur : 23 candidats briguaient les deux places vacantes (1)! Il fut nommé, ainsi que Legroux ; trois compétiteurs évincés et jaloux soulevèrent même à ce propos un incident qui n'eut pas de suites. Un arrêté du 3 juin 1835 confirma la nomination (2).

Le 2 juin 1837, sur la proposition de Salvandy, Lepelletier fut décoré de la Légion d'honneur ; ce fut Orfila qui épingla le ruban rouge sur sa poitrine. Mais une seconde fois, les fatigues du labeur, la maladie, forcèrent Lepelletier à résigner ses titres, à délaisser Paris. Il revint au Mans juste à temps pour assister au Congrès scientifique réuni dans cette ville du 12 au 22 septembre 1839 sous la présidence de M. de Caumont ; il fut immédiatement nommé secrétaire de la section de médecine, prit part aux discussions de la sec-

---

(1) Epreuves orales : *de la phlébite, des hémoptysies.*

(2) Le jury comprenait MM. Husson, Murat, Manry, Bouneau, Mailly, Robert, Labric. — Dans le *Journal hebdomadaire des progrès des sciences et institutions médicales*, 1835, t. II, p. 320, parut la lettre suivante : « M. le Rédacteur, lorsque dans un concours on se permet de faire intervenir ses compétiteurs afin de s'en servir comme d'un marchepied, ceux dont on a compromis le nom ont le droit de signaler cette manœuvre. Or les soussignés ont à se plaindre d'un fait pareil de la part de M. Lepelletier du Mans dans le concours qui vient d'avoir lieu pour le bureau central des hôpitaux. Parmi bon nombre de lettres que M. Lepelletier a écrites aux membres du jury, il en est une dans laquelle nous sommes nominativement désignés comme avouant et reconnaissant sa supériorité dans les différentes épreuves. Cette assertion dont nous avons eu connaissance avant le jugement nous a paru, d'après les discours même des juges qui nous en ont instruits, si présomptueuse et si étrange que nous n'avons pas alors songé à la réfuter par une déclaration sérieuse et publique. Mais aujourd'hui, contre toute prévision, M. Lepelletier se trouve un des élus, nous regardons comme un devoir envers nous-mêmes et envers nos compétiteurs, de démentir son assertion et nous laissons à d'autres le soin d'apprécier cette conduite. Agréez, M., etc. Dubois d'Amiens, Sandras, Requin, agrégés à la Faculté de médecine, 3 juin 1835. »

—135—

tion et des séances générales; dans l'une de ces dernières, il prononça un grand discours sur « l'univers,
l'homme et les rapports de l'homme avec l'univers ».
Le 21 septembre, le congrès lui décerna une médaille
pour ses ouvrages et titres antérieurs (1).

Ayant la parole facile, et d'ailleurs habitué à l'art
oratoire, Lepelletier fit le soir des cours publics d'hygiène et de physiologie à l'école communale de la
place St-Pierre, et non sans succès : mille ou douze
cents auditeurs accourus ne lui ménageaient point les
applaudissements, et le savant M. Hauréau lui-même
admirait « l'éclat phénoménal de son beau talent et de
son élocution vive et brillante ».

Quelquefois, le docteur délaissait la prose pour s'es-
sayer dans la langue des dieux; un jour, il errait du
côté du cimetière; il pouvait le longer sans remords,
j'ai déjà dit que la mortalité chirurgicale ne lui devait
rien; mais une telle promenade incite à la mélancolie
et sa Muse traduisit ainsi ses sentiments :

> Je suivais tristement l'occidentale rive
> Qui de la Sarthe enceint le cours délicieux;
> Près d'un lit de souffrance en méditant j'arrive,
> Invoquant la science et le secours des cieux.
> Sur ce charmant coteau si riche de verdure
> Apparaît devant moi l'asile du repos.
> Quels contrastes ! Ici, des chants, de la culture,
> Là des pleurs, des regrets, du silence, des os ! (2).

On ne saurait mieux sentir le néant des œuvres
humaines que dans les vers du Dr Lepelletier; mais il
fallait bien signaler au passage le rayon poétique qui
égaya l'œuvre de notre écrivain. En 1844, il lut encore
à la séance publique de la Société des sciences et arts

(1) *Congrès scientifique de France,* 7° session, Le Mans, 1839.
(2) *Une visite au Cimetière du Mans,* par A. Lepelletier de la
Sarthe, D. M., 14 août 1838. Le Mans, 1838, 16 p.

deux pièces de vers, *le Vrai bonheur* et *le Torrent* (1).
M. Ulysse Pic en rit fort dans ses *Guêpes du Maine* (2),
mais qui ne sait que les guêpes sont jalouses des abeilles de l'Hymette ?

Pour élargir le cadre de ses inspirations, M. Lepelletier se décida un beau jour à parcourir notre hémis-
phère, et le 3 août 1852, à 9 heures du matin, il mouta
en diligence et partit visiter la Bretagne. Il a publié en
un gros in-4° (3) les aventures, catastrophes et impres-
sions culinaires de ses journées, avec quelques observations sur les forçats, des projets de réformes pénitentiaires et plusieurs découvertes dans le domaine de
la nature.

Quelques années plus tard, il explora la Savoie, la
Suisse et les bords du Rhin, et donna de son voyage
un compte-rendu enthousiaste à la Société d'agriculture, sciences et arts de la Sarthe (4).

Il s'occupa encore d'histoire ; il rédigea en 1860 une
*Défense du Christianisme* (5), en 1864 une *Vie de
Jésus-Christ* (6). En 1861 parut une *Histoire complète
de la province du Maine* (7), avec portrait de l'auteur. Il y est parfois question du Maine et des Man-

---

(1) *Le Vrai Bonheur, le Torrent*, poésies par A. Lepelletier.
Bull. de la Soc. d'agric., sciences et arts de la Sarthe, t. VI,
28 mars 1844.

(2) *Les Guêpes du Maine*, par U. Pic. Le Mans, novembre 1844.

(3) *Voyage en Bretagne, illustré de vues prises sur les lieux,
avec un résumé des fastes de cette province, une histoire générale des bagnes et l'iconographie des principaux types de forçats étudiés à la chiourme de Brest*. Le Mans et Paris, 1853.

(4) Bull. de la Soc. d'agric., sc. et arts, 1866, — et *Voyage
en Suisse, en Savoie et sur les bords du Rhin*, 1 vol. in-8°, 1867.

(5) *Défense du Christianisme au point de vue de l'origine apos-
tolique des principales églises de France*. Le Mans et Paris, 1860,
in-8°.

(6) *La vie de J.-C. rendue à toute la vérité de ses historiques
et divins caractères*. Le Mans, Paris, 1864, in-12.

(7) *Histoire complète de la province du Maine, depuis les temps
les plus reculés jusqu'à nos jours, avec des considérations pratiques*, etc. Le Mans, Paris, 1861, 2 vol. in-8°.

ceaux; certaines pages d'histoire contemporaine furent diversement appréciées, selon l'étiquette des lecteurs : c'est pourquoi M. Lepelletier, bourgeois royaliste et bien pensant, fut contredit par son confrère, M. Guyon, républicain, vieille barbe de 48 et alors proscrit de l'Empire; M. Guyon fut énergique, mais correct; par contre, un certain nombre de follicules et de réponses à l'ouvrage de Lepelletier ne rappelèrent non plus que de très loin le ton bienséant de la discussion historique; mais ils amusèrent beaucoup la galerie (1).

Pour M. Lepelletier, il fut plus mécontent des critiques que de son livre. Mais comme il avait un fond de belle gaîté, il se consola vite en pensant à donner d'autres volumes au public, et c'est ce qu'il fit jusqu'à la fin de ses jours; seulement, il choisit des sujets moins épineux, tels que l'agriculture et l'économie rurale; la Société d'agriculture et de commerce de Caen couronna un de ses opuscules sur la nécessité des livrets appliqués aux domestiques (2); il s'occupa du rouissage des chanvres (3) et de la culture du seigle multicaule (4); il prit part aux inspections agricoles et rédigea des rapports sur les comices, et l'on voyait sa

(1) *Protestation des officiers du bataillon sédentaire et des fédérés de la Sarthe en 1815 à M. Lepelletier de la Sarthe.* Le Mans, s. d. — *Le fils de Levasseur de la Sarthe à ses concitoyens.* Le Mans, 1862. — *Lettres à M. le Rédacteur du Progrès sur l'histoire complète de la province du Maine par A. Lepelletier de la Sarthe, ou quelques leçons d'histoire à l'usage de l'auteur.* Le Mans, 10 avril 1862. — Lepelletier y est traité d'historiogriffe, d'halluciné, de calomniateur et autres aménités. — Seul le D$^r$ Guyon (*A la mémoire de R. Levasseur de la Sarthe.., Réponse à M. Lepelletier de la Sarthe.* Le Mans, 6 juin 1862) donna des démentis énergiques sans insulter son contradicteur.

(2) *De la nécessité des livrets appliqués aux domestiques,* 300 pp. in-8°.

(3) *Rouissage des chanvres.* Union de la Sarthe, 1858.

(4) *Une visite à Castel Joli, quelques réflexions sur l'agriculture en général et sur les avantages du seigle multicaule parmi les céréales appropriées à nos localités sablonneuses* (Bull. Soc. agr., sc. et arts de la Sarthe, 1841, pp. 204-208).

haute silhouette aller et venir dans les rues du Mans,
entre sa maison de la rue Montauban et sa belle propriété de Saint-Pavace, où il surveillait amoureusement
ses espaliers, ses rosiers et ses champs.

M. le Docteur Lepelletier, maire de Saint-Pavace,
correspondant de l'Académie de médecine, membre
de la Société française pour la conservation et la description des monuments historiques, des Sociétés de
médecine de la Sarthe, de Caen et de Nantes, d'Angers,
de Cherbourg et de Lyon, ancien président de la Société d'agriculture, sciences et arts du Mans, s'éteignit
au Mans le 28 février 1880, dans sa 90e année (1).

## II

Pendant sa jeunesse d'étudiant, Lepelletier vécut
une des périodes les plus passionnantes peut-être de
l'histoire médicale du xixe siècle; docteur de 1818, il
avait vu Broussais fulminer en 1816 son *Examen de
la doctrine médicale généralement adoptée*. En ce
temps-là, le tribun de la médecine, libre de toute atta-
che et grandi par l'isolement de son piédestal, se donnait les allures du novateur prêchant un autre Evan-
gile, et l'auréole du persécuté. Sa médecine était un
peu de la politique et déchaînait dans la jeunesse des
écoles un enthousiasme ardent, dans le monde scientifique ces polémiques passionnées dont M. Em. Chauffard nous a retracé les péripéties dans un remarquable
travail (2). Lepelletier vit Broussais se heurter à l'âpre
résistance de Laënnec, à la sourde, mais ferme opposi-
tion d'Andral; il le vit s'élever, puis décliner; il connut

---

(1) De son mariage avec Dlle Julienne-Adélaïde Denis, Lepelletier
n'eut que deux filles : 1o Adélaïde-Marie, née en 1820, qui épousa
au Mans, en 1842, Jean-François Latouche; 2o Almire, qui épousa,
le 1er février 1848, Alfred Veillard.

(2) Em. Chauffard, *Andral, la médecine française de 1820 à
1830*. Paris, 1877.

plus tard le Broussais pourvu de titres, amoindri dans
une chaire officielle, dévoyé, survivant presque à sa
doctrine. Le fondateur de l'école physiologique mourut
en 1838; avec lui s'écroula ce qui restait de son système. La tempête n'avait-elle donc fait que des ruines?
Il fallait dresser le bilan de l'œuvre du disparu. En
1844, la Société de médecine de Caen mit au concours
l'appréciation des résultats de cette révolution médicale;
le prix ne fut pas décerné; la question ayant été remise
dans l'urne, il le fut en 1845 et partagé entre Sauce-
rotte, Coste et Lepelletier de la Sarthe.

Lepelletier montra dans son livre les prodromes de
ces grandes polémiques, il énuméra les doctrines contemporaines, les précurseurs lointains des idées ou de
quelques idées de Broussais: c'est Bordeu; c'est Brown,
distinguant, au nom de sa doctrine de l'incitabilité,
deux classes de maladies, les sthéniques et les asthéniques, division schématique sans doute, mais tenant
déjà compte de l'activité du substratum vivant, plus
juste dans son principe que l'humorisme et le solidisme
dans leurs dogmes exclusifs. On trouve pourtant encore au début du xixᵉ siècle quelques humoristes attar-
dés, maintenant entichés de chimie et dénonçant, avec
Baumes, les méfaits de l'oxygène, de l'hydrogène, de
l'azote et du phosphore. Pinel, avec l'école hippocratique, retourne à la médecine d'observation, observe si
bien qu'il néglige d'agir et puis se perd dans les pla-
toniques spéculations de sa *Nosographie philosophique*, tandis que Bichat, plus soucieux d'étudier les
lésions que de les classer, jette les bases de l'anatomie
générale et pathologique. A la suite de Bichat, Bayle,
Laënnec, cherchent à préciser les lésions de la maladie,
s'efforcent d'arracher aux cadavres leurs secrets. Broussais alors apparaît : il entre d'abord dant les rangs de
l'école anatomo-pathologiste avec son *Traité des phleg-
masies chroniques*. Mais vite, brûl... .t ce qu'il a adoré,

reniant Pinel, son maître, il tombe dans l'exagération d'un système étroit et outré. Ses adversaires voient dans la lésion locale un effet de la maladie générale; Broussais, lui, fait de cette lésion le phénomène primordial; le mal, c'est l'inflammation locale, effet d'une irritabilité excessive de la matière vivante, et il n'est rien au-dessus. Cela ne veut pas dire qu'il n'y ait rien à côté : Broussais accorde que les altérations coexistantes sont dues à l'éveil des sympathies morbides par l'intermédiaire du système nerveux. Quant à admettre que toutes ces lésions ont une cause commune, relèvent d'une affection générale, c'est créer une entité, c'est faire appel, comme Brown, à un *Deus ex machinâ* inconnu et inconnaissable; c'est mériter le qualificatif d'ontologiste qui est de la part de Broussais la suprême injure. D'ailleurs, quand le maître est embarrassé pour trouver une lésion locale, il ôte à l'adversaire tout prétexte à déclarer l'affection générale, en imposant d'office à la maladie l'étiquette de gastro-entérite. La gastrite, voilà l'ennemi! Que faire donc? « Juguler » l'inflammation par la saignée, ou mieux les sangsues; la gastro-entérite par la diète et l'eau de gomme. Et comme Brown avait invoqué l'incitabilité, Broussais fonde ses théories sur le dogme de l'irritabilité, propriété physiologique de l'organisme vivant; la médecine qui calmera ou excitera, selon le cas, cette irritabilité, prendra le nom de médecine physiologique.

Toutes ces assertions soulevèrent d'énergiques protestations; les contradicteurs soutinrent, quoi qu'en dît la doctrine physiologique, que l'affection du tout précède celle de la partie; que s'il est bien de relier les symptômes à l'altération des organes, les relier tous à l'altération du seul tube digestif c'est trop; si certaines fièvres sont des gastro-entérites, d'autres fièvres sont réellement des maladies générales où la gastrite n'occupe que le second plan.

Lepelletier dans son ouvrage coordonne les appréciations de Broussais sur ses contemporains et ses devanciers, dégage les principes de la pathologie et de la thérapeutique du maître, et résume les principales objections qu'ils méritent. Son exposé est clair, un peu sec peut-être, et trop subdivisé. Il critique à son tour, point par point, le système du novateur, et conclut qu'en somme l'École du Val-de-Grâce provoqua un mouvement d'idées utile, quoique fort tumultueux, d'où se dégagèrent quelques principes raisonnables. Chasser le fantôme des fièvres essentielles pour en mieux préciser les lésions, insister sur la notion, déjà hasardée par les précurseurs, que la maladie n'est pas un duel entre deux entités, la *natura medicatrix* et la fièvre, mais bien une altération des fonctions vitales, que la physiologie et la pathologie se touchent de près, ce fut là la gloire de Broussais. Son système n'était pas faux, il fut faussé ; car abuser de cette notion pour emprisonner le virus pathogène dans le champ de la lésion locale, résumer la pathologie dans le chapitre de la gastro-entérite, nier toute affection générale et ne voir dans les phénomènes généraux de l'organisme malade que des phénomènes sympathiques, dans la fièvre qu'une simple irritation cardiaque réflexe, n'invoquer comme cause morbide que l'excès ou le défaut d'irritabilité, c'était aller trop loin. Ramener presque toute la pathologie à l'inflammation ou à l'atonie, c'était oublier que certaines fonctions vitales peuvent être encore perverties ou suspendues ; fonder la thérapeutique sur ces deux seules bases, c'était la rendre aussi néfaste qu'exclusive.

Broussais une fois disparu, la médecine traversa la période d'affaissement qui suit les grandes crises. La doctrine physiologique était ruinée ; quant à Andral, il se défendait d'émettre aucune théorie et son système était de n'en point avoir. M. Lepelletier, qui aimait les solutions tranchées, prit en horreur ce mol oreiller de l'éclectisme, et formula une nouvelle doctrine, qu'il appela biologique (1). Il en rédigea le manifeste sur l'invitation de la Société de médecine de Caen, qui lui décerna le premier prix de son concours le 10 juin 1853.

Lepelletier prend la vie comme un fait, ce qui le dispense de la définir et de fausser ses déductions en la réduisant, comme Broussais, à un facteur théorique, l'irritabilité, qui n'est qu'une des propriétés de la substance vivante.

« La vie, dit notre auteur, est le mode particulier d'existence des corps organisés, la raison fondamentale du maintien de leurs éléments dans les rapports qui constituent ces corps; c'est le fait le plus général et le plus complexe de l'économie organique, puisqu'il résume tous les autres, puisqu'il en est le principe et la fin (2). » L'économie vivante est soumise à des lois propres; elle est le siège de phénomènes physiques, chimiques, vitaux et psychologiques; on pourra donc définir la maladie une « altération partielle ou générale de ces conditions, produisant des désordres suffisamment appréciables dans les fonctions de l'économie vivante (3) ».

Lepelletier classe dès lors les maladies sous ces quatre chefs : 1º *Altérations des conditions physiques :* déplacements; dilatations (varices, anévrysmes, etc.); rétrécissements; solutions de continuité (fissures, ulcères, etc.), corps étrangers; anomalies numériques. — 2º *Altérations des conditions chimiques :* empoisonnements; venins, virus (syphilis, rage, variole, charbon, pourriture d'hôpital, morve); infections miasma-

---

(1) C. R. in *l'Union médicale* du 17 juin 1854, par Am. Latour.

(2) *Doct. biol.*, p. 277.

(3) *Ibid.*, p. 290.

tiques (scarlatine, rougeole, typhoïde, typhus, choléra, peste, fièvre jaune); foyers de résorption ; vices (rhumatisme, goutte, scrofules, cancer); animalcules parasites ; excès (pléthore); défaut (anémie); perversion (cacochymie). — 3° *Altérations des conditions vitales :* augmentation (inflammation, hémorragies actives, hydropisies actives, etc.),diminution (asthénie, atrophie, œdème); perversion (ramollissement, suppuration, kystes, fongus, polypes, tubercules, etc.); névroses, altérations des sécrétions glandulaires. — 4° *Altérations des conditions psychologiques :* exaltation (manie); diminution (démence) ; suspension (stupidité) (1).

Les indications thérapeutiques sont calquées sur ces divisions. Qu'il s'agisse de modifier les phénomènes physiques, chimiques, vitaux ou psychologiques de l'organisme, le thérapeute s'adressera du moins tour à tour à tous les groupes des fonctions vitales, au lieu de n'employer, comme le voulait Broussais, que les toniques ou les antiphlogistiques. Lepelletier a écrit une brochure (sa thèse d'agrégation de 1835) contre l'abus, cher à Broussais, de la saignée et des sangsues; il y vante, après Rasori, au détriment de la phlébotomie, l'usage du tartre stibié chez le pneumonique et le rhumatisant.

Comme toutes les classifications schématiques, celle de Lepelletier est parfois fautive dans ses divisions et ses principes, et l'on peut, d'ailleurs, sur ces points, opposer l'auteur à lui-même. Il manifeste une horreur profonde pour l'intrusion de la mécanique et des mathématiques dans le domaine biologique; or, il range dans sa première classe de maladies (altérations physiques) les varices, les anévrysmes, les fissures, les ulcères. Ne faut-il pas voir dans ces lésions surtout un tissu malade,

_________

(1) *Loc. cit.*, pp. 355 et suiv.

une paroi enflammée chroniquement, autre chose qu'une simple modification de calibre ou une solution de continuité dans une surface ?

La deuxième classe comprend les altérations des conditions chimiques de l'organisme, et voilà encore un mot qui étonne sous la plume de Lepelletier : cent fois nous l'avons entendu s'indigner contre ceux qui font de la médecine avec de la chimie, qui incriminent, comme Baumes, l'oxygène, l'azote ou le phosphore ; il répète que « l'économie vivante présente un laboratoire dans lequel s'effectuent des combinaisons, où se forment des produits entièrement étrangers aux lois de l'économie universelle, et que la physique, la chimie, en les supposant même à l'état de perfection, ne pourront jamais imiter (1) ». Qu'est-ce donc alors que cette classe des maladies chimiques ? Son étiquette ne s'accorde guère avec les déclarations de l'écrivain. Le groupement en est justifié, certes, en ce sens qu'il renferme les dyscrasies. Mais pourquoi l'auteur y joint-il les maladies infectieuses alors qu'il va nous énumérer plus bas, dans la classe des altérations vitales, une série de lésions qui n'en sont en somme que les effets ? Ces lésions, inflammations et suppurations locales, états généraux sthéniques et asthéniques, ne sont que des conséquences de la réaction de l'organisme, vainqueur ou vaincu, dans sa lutte contre ces agresseurs encore mystérieux que Pasteur dévoilera bientôt, et que Lepelletier appelle miasmes et virus. Pourquoi amène-t-il, avec cette liste de virus, une ébauche de classification étiologique dans une classification qu'il a voulu rendre purement physiologique ?

Le système médical de Lepelletier se réduit en somme à un mot : la vie, et à une classification nosologique fondée sur la vie. C'est un écho de la doctrine vitaliste

_______

(1) *Loc. cit.*, p. 419.

de Bichat, un cadre d'attente, une entente provisoire
sur les termes, une fixation des positions après la campagne de Broussais. Il est intéressant en ce qu'il marque, en nosographie, l'étape qui précéda l'ère pasto-
rienne, où la classification pathogénique prédomina, où
l'on voulut trouver à chaque maladie un microbe spé-
cial et des formes cliniques fondées sur la bactériolo-
gie, en oubliant un peu trop le terrain pour ne penser
qu'au bacille.

C'est en sa qualité de vitaliste à la manière de G.
Cuvier et de Bichat que Lepelletier affirme la spécificité
essentielle du fait vital et rejette formellement l'intrusion des phénomènes physicochimiques dans le domaine
de la biologie : « Dans ce laboratoire que nous avons
nommé l'économie vivante, dit-il, s'effectuent des combinaisons étrangères aux lois de la chimie; on y voit se
former des produits que l'art de Lavoisier, de Vauque-
lin, est pour jamais incapable d'effectuer. En un mot
les lois et les procédés habituels de l'économie organique diffèrent essentiellement des procédés et des lois de
l'économie universelle (1). » Cette idée, il la répète
sous mille formes, à chaque instant, avec une intransigeance bien compréhensible, car il s'adresse à Baumes et à ses émules qui considèrent la bio-chimie comme
aussi simple que la chimie minérale, et à ces auteurs entichés de physique qui définissent avec Dutrochet la vie
comme « le résultat de l'endosmose et de l'exosmose ».
La vraie chimie biologique n'a pris son essor que plus
tard, et elle s'est révélée différente de l'autre, spéciale
dans ses procédés, dans les produits organiques complexes qu'elle remanie, dans les agents — les ferments
— qu'elle y emploie; mais la molécule organique n'est
pas une « combinaison étrangère aux lois de la chimie »;
elle est reliée à la molécule minérale par une chaîne

(1) *Loc. cit.*, p. 279.

ininterrompue, bien que nous n'en connaissions point encore les multiples anneaux. On ne peut plus dire comme Lepelletier que le chimiste est incapable de créer une molécule organique. Une molécule vivante, c'est autre chose ; la vie seule engendre la vie ; aucun réactif ne supplantera l'hérédité ; elle seule peut animer l'albumine du chimiste pour lui donner ses facultés virtuelles, l'autonomie vis-à-vis du milieu ambiant, la vertu d'accroissement et de reproduction qui la perpétue, enfin les affinités si spéciales qui sont orientées avec une apparence de finalité vers la conservation de l'individu et de l'espèce (1).

### III

Après avoir suivi Lepelletier dans les principes de sa doctrine et les sphères de la philosophie médicale, il sied de revenir à quelques détails de ses œuvres et de passer en revue les principales monographies par lui consacrées à des maladies particulières.

Il a composé sur la scrofule deux ouvrages, une thèse et un livre ; la thèse ne lui coûta rien ; le livre lui coûta quelques mécomptes d'amour-propre, le jour où un journaliste malveillant en rendit compte en ces termes : « Ce jeune médecin nous paraît être du nombre de ceux qui prennent l'assemblage confus des idées les plus disparates pour un heureux choix dans les opinions ou même pour une découverte dont on ne saurait trop leur savoir gré. Si son ouvrage était demeuré inédit, la science n'y aurait rien perdu et nous aurions un mauvais livre de moins (2) ». Bazin, lui, trouva, en bon dermatologiste, que Lepelletier avait passé un peu vite sur les scrofulides, mais il n'en fit pas moins

(1) Voy. *La Vie et la Mort*, par A. Dastre. Paris, s. d. — *Le Néovitalisme,* par Paul Triaire (*France médicale* du 10 mars 1905).
(2) *Journal complet des Sciences médicales*, 1818, t. II, p. 356.

à notre Manceau l'honneur de le citer plus d'une fois, ce qui le consola sans doute des dures appréciations du *Journal des Sciences médicales* (1).

Lepelletier commence par discuter les diverses théories pathogéniques émises au sujet de la scrofule, en particulier celle de Baumes, qui regarde cette maladie comme une concrétion, une forte oxygénation des sucs albumineux, par un ou plusieurs acides morbifiquement accumulés, « de nature phosphoreuse ou phosphorique », avec diminution et affaiblissement des rapports que le calorique et la lumière ont avec les humeurs et les parties solides des corps vivants. Notre auteur y voit, quant à lui, « un vice organique fondamental » : « La nutrition, dit-il, est une véritable sécrétion dont le résultat est le solide organique lui-même… C'est dans une altération profonde de cette sécrétion, dans l'imperfection organique consécutive que nous trouvons la véritable nature de la constitution strumeuse ». Ailleurs, il définit cette constitution comme « un état d'imperfection dans l'élaboration et l'animalisation des tissus organiques, une sorte de crudité, d'étiolement de leur substance, et spécialement dans les tissus blancs où se manifestent ordinairement les premiers et les principaux symptômes (2) ». Quant aux causes qui la déterminent, elles sont assez complexes : l'hérédité d'abord, puis l'ambiance : « Les scrofules acquises sont toujours déterminées par un ensemble de causes générales et extérieures, très différentes dans leur nature et leur mode d'action, telles que l'absence du calorique et de la lumière solaire, un air froid, humide et corrompu, des aliments de mauvaise qualité, l'inaction, des maladies antérieures, etc. ». S'il n'admet que cette étiologie exclusive, s'il nie l'existence d'un virus scrofuleux, d'un « principe morbifique existant dans

(1) Bazin, *Leçons sur la scrofule*. Paris, 1861.
(2) *Tr. de la mal. scrof.*, p. 51.

les humeurs et déterminant par sa présence une affection de nature particulière », contagieuse et transmissible, c'est qu'il l'a courageusement expérimenté sur lui-même et que l'expérience n'a pas réussi. Lepelletier s'inocula sans succès « le fluide accumulé sous l'épiderme par l'action d'un vésicatoire appliqué chez un sujet écrouelleux et phtisique » ; les animaux sur lesquels il répéta sa tentative furent aussi réfractaires ; il fut donc conduit à nier l'existence du virus scrofulo-tuberculeux, à considérer la scrofule comme une affection du tissu lymphatique, passant par les divers stades de l'inflammation, de l'épaississement, de la dégénérescence tuberculeuse, du ramollissement et de la suppuration, et survenant chez un sujet prédisposé de par sa constitution écrouelleuse.

Ainsi les vieux médecins, et Lepelletier avec eux, n'ont vu de la tuberculose que ses causes adjuvantes et son terrain ; mais cela ils l'ont bien vu, bien décrit, et le portrait que notre auteur nous trace du scrofuleux est exact et complet, sans être neuf. Par contre, en considérant la scrofule comme une maladie constitutionnelle, Lepelletier a confondu et la maladie et le terrain sur lequel elle germe, sans compter qu'il a englobé dans le même cadre des facteurs de débilité congénitale ou acquise bien différentes, telles que l'hérédosyphilis et la dystrophie adénoïdienne ; il nie en somme la spécificité de la phtisie qui ne sera démontrée que plus tard ; il la considère comme une inflammation chronique des vaisseaux blancs et des ganglions du poumon chez un écrouelleux ; scrofule encore, toutes les tuberculoses, péritonéale, articulaire, testiculaire, osseuse, et aussi le goître, le rachitisme, la chlorose ! Et, chez le syphilitique, c'est le mercure qu'il accusera de développer la scrofule. Sa thérapeutique, s'inspirant de toutes ces données, prônera surtout les toniques, les reconstituants, l'hygiène de la mère pendant sa grossesse, l'hygiène du corps et de l'âme de l'enfant ; *mens sana in corpore sano*, voilà le traitement préventif de la scrofule chez l'enfant. « Il faut surtout, écrit l'auteur, employer tous ses soins pour faire naître dans son âme encore neuve ces sentiments heureux de douceur, de tendresse et d'amitié qui seuls peuvent charmer l'existence, et pour éloigner de son berceau la torche infernale de ces passions sombres et cruelles qui le rendent à jamais insensible aux attraits des vertus et du véritable bonheur (1). »

Les autres travaux de Lepelletier sont encore intéressants au point de vue de l'histoire des théories sur les maladies infectieuses avant l'ère de l'antisepsie. Il put voir, dans sa carrière de chirurgien, de nombreux cas de tétanos : il y réfléchit longuement, et en fit un système qu'il publia en 1827 ; en voici les conclusions :

« Le tétanos est une irritation du système nerveux, due à une inflammation qui commence au niveau des nerfs de la plaie et de là se propage le long du névrilème vers les centres, gagne la moelle épinière et la pie mère..... L'irritation qui ramène à des intervalles plus ou moins rapprochés sur la pulpe nerveuse le sang appelé dans les vaisseaux capillaires des membranes lésées, toujours sous l'influence de l'inflammation, est la cause des crises de contraction douloureuse des muscles volontaires ; l'encéphale qui fournit aux tissus la sensibilité n'y suffit plus à la fin, et le malade meurt par épuisement de la sensibilité ».

Si le germe tétanique hantait trop souvent en ce temps là les plaies opératoires, l'érysipèle s'y greffait aussi parfois : Lepelletier écrivit un livre sur l'érysipèle, qu'il considère comme tenant de l'exanthème et de l'inflammation ; il le regarde comme non contagieux ! Il est vrai cependant qu'il accorde ce privilège à la variété

(1) *Loc. cit.*, p. 313.

dite épidémique. Il considère le zona zoster comme une variété de l'érysipèle.

En 1832, le choléra fit à Paris une désastreuse apparition ; Lepelletier, alors au Mans, entreprit de rassurer ses compatriotes alarmés par la menace du fléau et composa une brochure à leur intention. Il y dit que, sans doute, le choléra est dû, comme toutes les épidémies, à « un principe délétère, insaisissable, indestructible par nos moyens rationnels », répandu dans l'atmosphère ; mais il conclut avec assurance « que les expériences les plus décisives démontrent que cette maladie n'est pas contagieuse et qu'il serait déplorable, en conséquence d'une illusion mensongère, de voir cesser des relations commandées par les liens du sang, mais avant tout par les nobles impulsions de la philanthropie (1) ».

Le médecin manceau n'était d'ailleurs pas le seul à partager cet avis, et le gouvernement ayant décidé que le choléra ne serait pas contagieux, répandait partout cette stupéfiante consultation : « Les médecins et chirurgiens de l'Hôtel-Dieu soussignés croient devoir déclarer dans l'intérêt de la vérité que quoique cet hôpital soit jusqu'à présent celui qui ait reçu le plus grand nombre des malades affectés du choléra, ils n'y ont observé aucun fait qui puisse les autoriser à soupçonner que la maladie soit contagieuse. Fait à l'Hôtel-Dieu, Paris, le 31 mars 1832. MM. Petit, Récamier, Husson, Dupuytren, Magendie, Breschet, Honoré, Guéneau de Mussy, Samson, Caillard, Gendrin, Bailli. » Lepelletier reproduisit ce document et termina son opuscule par un résumé des symptômes du mal, de l'hygiène à suivre et des moyens prophylactiques à mettre en œuvre, signalant à l'incurie municipale le mauvais entretien et l'encombrement du cimetière du Mans, la saleté de la

---

(1) *Loc. cit.*, p. 11.

ville, l'entassement pestilentiel des vidanges à cent pas des barrières. Il a eu le sort de Cassandre : on ne l'a pas encore écouté.

Signalons enfin un essai de Lepelletier sur les hémorrhoïdes et le prolapsus du rectum, publié en 1834, état complet de la question à cette époque et pourvu d'une bonne bibliographie sur ce sujet.

Lepelletier vécut assez pour voir la ruine de toutes les théories qu'il avait défendues en matière de médecine, et l'orientation dans une voie nouvelle de la chirurgie telle qu'il l'avait apprise et pratiquée ; il avait connu Pinel, Broussais, Dupuytren, Ricord, concouru contre Velpeau, Bouillaud, Trousseau, Piorry ; revenant du temps de Broussais et de Laennec, attardé dans l'époque de Pasteur, il dut contempler mélancoliquement ses œuvres complètes ; n'osant brûler ce qu'il avait adoré, il prit le parti de garder le silence sur ces questions qui avaient si profondément évolué, et que son éducation scientifique, trop vieille déjà, lui interdisait désormais d'aborder. Depuis 1857, M. Lepelletier n'écrivit plus sur la médecine.

IV

Le Docteur Lepelletier connaissait fort bien l'histoire naturelle, morale et sociale de l'homme, ayant composé avec un système médical et un Traité de physiognomonie, un système social complet et un système pénitentiaire aussi complet. Mais la manière dont il les écrivit rappelle les procédés de Marmontel. Lorsqu'un philosophe du xviii° siècle voulait écrire un chapitre d'histoire, il abaissait ses regards sur la foule des acteurs de son drame ; son œil exercé perçait à jour leurs inclinations, leurs vertus et leurs vices, et il les ramenait à quelques types conventionnels, mais marqués au bon coin : le tyran cruel, le vil flatteur, le prêtre fanatique,

le philosophe vertueux, le capitaine ambitieux, le soldat courageux, venaient dans les scènes de son ouvrage
débiter des tirades conformes. Ainsi fit le D<sup>r</sup> Lepelletier
en matière de sociologie, si l'on en juge par les conclusions, le résumé de son système social : « Dans son or-
ganisation, dit-il, le corps social offre huit éléments
essentiels que nous avons nommés types sociaux : le
prêtre, le magistrat, le militaire, le savant, l'artiste,
l'industriel, l'opulent, le prolétaire. Ces huit types doivent représenter les huit vertus fondamentales de la
société : la pureté, la justice, le courage, la véracité, la
décence, l'amour du travail, la bienfaisance, la résignation. Une vertu générale et commune domine tous
ces types, toutes ces vertus particulières, leur sert de
fondement, de lien : la probité vertueuse ! Dans sa
désorganisation le corps social offre les mêmes types,
mais avec des vices à la place de leurs vertus ; alors
on trouve en corrélation effrayante : le prêtre, la corruption ; le magistrat, l'iniquité ; le militaire, la lâcheté ;
le savant, le mensonge ; l'artiste, l'indécence ; l'industriel, la paresse ; l'opulent, l'avarice ; le prolétaire,
l'esprit de révolte ; enfin, pour couronner tous ces vices
pour en assurer les funestes résultats, la perversité ! » (1)

« Dans le système social, reprend l'auteur, nous
avons étudié la Société comme un être collectif, nous
avons recherché les moyens favorables aux développe-
ments qu'elle peut offrir, aux garanties contre les altérations qui la menacent, nous en avons fait l'hygiène ;
dans le système pénitentiaire nous devons examiner
ses maladies, leurs procédés curatifs, nous devons en
exposer la thérapeutique (2). » Cette thérapeutique ne
rencontrera, hélas ! que trop de justiciables ! Mais
Lepelletier, qui a l'amour de la symétrie, les a classés,
ordonnés, étiquetés, étymologisés, et n'en distingue

_____________

(1) *Syst. social.*, t. II, p. 703.
(2) *Syst. pénitentiaire*, p. 1.

que huit catégories : n° 1, le vagabond, ὁ πλάνης, de πλανάομαι, j'erre à l'aventure ; n° 2, le querelleur ; n° 3, l'escroc ; n° 4, le fanatique ; n° 5, le voleur ; n° 6, le dépravé ; n° 7, l'empoisonneur ; n° 8, le meurtrier. Regardons au passage quelques-uns de ces portraits. Le querelleur : « La physionomie du querelleur est audacieuse, avinée, son œil dur, provocateur, sa bouche grimaçante et comme toujours disposée à proférer une injure, son visage est ordinairement contusionné, meurtri, ses cheveux mal tenus, en désordre, sa parole brève, saccadée, sa voix bruyante ou rauque, ses gestes menaçants, grossiers, communs, sa démarche théâtrale, brusque, précipitée, heurtant sans ménagements tout ce qui s'oppose à son passage, sa mise négligée, malpropre, ses vêtements toujours maculés, fréquemment en lambeaux... Les dépravés : sans être précisément féroce, leur physionomie présente quelque chose d'instinctivement criminel et vicieux ; leur sourire grimacé, perfide, porte dans l'âme une sorte de froid glacial, une influence pénible et presque létifère ; leur voix est gutturale et discordante, leur coup d'œil pénétrant et diabolique, c'est le regard éblouissant et fatal de la panthère et du caïman ! — L'empoisonneur : les condamnés de ces types offrent en général un visage efféminé, prévenant, un œil caressant et faux comme celui du serpent qui veut fasciner sa proie ; ils ont la voix flûtée, mielleuse, la parole flatteuse, obligeante, le geste captieux, indécis, l'attitude flexible et mal assurée, l'ensemble bas, obséquieux, servile et rampant. — Le fanatique : ces hommes à la physionomie martiale, au regard fixe, audacieux, aux lèvres mobiles et frémissantes, à la tête haute, à la contenance impérieuse et provocatrice, offrant dans les fers l'image du lion resté fier et terrible dans les entraves d'une ménagerie, ont pu commettre des meurtres, des assassinats, des crimes horribles par leur atrocité, mais presque toujours...

avec une sorte de courage, de témérité même (1)... »

M. de Buffon prêtait aux animaux, sur leur mine, des qualités ou des tares morales tout humaines ; M. Lepelletier fait pour l'homme ce que le naturaliste a fait pour les bêtes, et ses types moraux empruntent les allures d'un animal symbolique ; c'est de la psychologie allégorique. Cela est exagéré, cela sonne faux parfois : la galerie des têtes sympathiques semble dressée par Berquin ; les autres masques sont stigmatisés dans une prose de procureur général, et tel d'entre eux fait penser à Fra Diavolo.

Peut-être l'auteur reviendra-t-il aux réalités de bon aloi dans son *Traité de physiognomonie ?* Va-t-il serrer de plus près les rapports de la psychologie criminelle et des tares physiques, devancer Lombroso ? Non. Nous nous heurterons trop souvent encore au même procédé artificiel, nous trouverons un catalogue de familles, genres, sous-genres et variétés. Tel cadre est relatif à l'influence de la piété : A. Suprématie de la piété. 1º sincère. 2º feinte. B. Prédominance de l'impiété : 1º l'indifférent. 2º l'athée ; et quel athée ! un athée de prédicateur. « Voyez en effet ce front terne, sombre, nébuleux, ridé profondément avant l'âge, ces yeux entourés d'un cerne verdâtre, enfoncés dans leurs orbites, sinistres, mobiles, inquiets, miroitants, laissant échapper des reflets rougeâtres analogues à ceux d'un incendie nocturne, signes certains des tribulations, des craintes, des chagrins incessants, des habituelles insomnies, ce nez serré, pâle, immobile, cette bouche grimaçante aux lèvres minces, frémissantes et décolorées, ces traits flétris au printemps de la vie comme une fleur délicate par un souffle impur, et dites-nous ensuite s'il est possible de regarder attentivement une pareille physionomie sans anxiété, sans commiséra-

---

(1) *Syst. pénit.*, pp. 182 et suiv.

tion, de n'y pas voir comme l'empreinte fatale d'un châtiment céleste, comme les plus funestes signes précurseurs d'une véritable réprobation (1)! »

En d'autres cadres se grouperont les types soumis à l'empire de la vertu, et ceux qui sont les esclaves du vice : l'homme faux, menteur, insidieux, perfide ; l'égoïste lésinier, parcimonieux, avare ; l'ambitieux, intrigant, servile, médisant, calomnieux ; l'envieux jaloux, vindicatif, malfaisant, brutal, méchant. Voici le portrait de la variété méchante du genre vicieux : « *Tête bizarre, conoïde ou triangulaire, crâne étroit, saillant, bosselé,* livide, cadavéreux, couvert de plis, de rides, ombragé d'une chevelure épaisse, rude comme la fourrure du sanglier, face hideuse, farouche, hargneuse, *couverte de poils* comme celle des brutes, annonçant la dégradation, *la bestialité,* sourcils épais, hérissés, pommettes saillantes, yeux verts, glauques, ténébreux, maculés, fauves, roussâtres, blêmes, transparents ou rougeâtres, injectés, secs, vibrants, farouches, étincelants, nez plus ou moins difforme, narines largement ouvertes..., bouche démesurément fendue, mâchoire forte avec des dents longues, acérées, lèvres minces, crispées, vibrantes, *oreilles difformes, grandes, écartées du crâne,* ensemble hideux, sinistre, repoussant, col musculeux, épais, rigide, imprimant à la tête un mouvement oblique et faux particulier à ce type... membres grossiers, velus comme ceux de l'orang-outang, souvent estropiés, cagneux ; *doigts courts,* déformés, noueux, arrondis à leur extrémité, ongles forts, crochus, recourbés comme les griffes des oiseaux de proie..., attitude sauvage, abrutie, lourde, figurant plutôt celle d'un singe, d'un ours... (2) »

Si Lombroso a péché par exclusivisme, en donnant

(1) *Tr. de physiognomonie,* p. 557.
(2) *Ibid.,* pp. 577-578.

à des difformités physiques une valeur morale (ou plutôt immorale) fatale, encore a-t-il précisé des faits. Lepelletier, lui, combine des épithètes, aligne des équations morales et disserte là-dessus; il métamorphose trop le physique en un emblème conventionnel. On retrouve pourtant çà et là dans son livre, dans le portrait que nous venons de reproduire, quelques traits du « criminel-né » de l'école italienne. D'ailleurs, si son style a trop gardé le ton déclamatoire de la littérature du début du siècle, il est cependant pur, clair, bien ordonné; des remarques fines décèlent l'esprit pénétrant d'un observateur par métier: qui donc est plus à même que le médecin d'acquérir l'expérience psychologique? De saisir l'influence du physique sur le moral, de pénétrer les secrets et les affections de l'âme tout en analysant les attitudes du corps et les symptômes de la maladie?

Ayant ainsi énuméré toutes ces maladies de l'intelligence et de la volonté qu'on appelle les crimes, M. Lepelletier, rempli de bonnes intentions, cherche à les guérir; ayant envisagé les divers systèmes pénitentiaires du passé et du présent, il en dévoile les défauts; adversaire de la peine de mort, il veut moins le châtiment du crime que l'amélioration du criminel; la Colonie de Mettray lui semble digne de tout éloge, et il prône les œuvres pour réhabilités, les patronages et les colonies agricoles pour les libérés, comme les meilleurs moyens de les empêcher de devenir relaps. Il oppose à « la pénalité du passé, complètement édictée sous les fatales inspirations de la vengeance, de la superstition, du fanatisme », la pénalité de l'avenir « conséquence naturelle des progrès de la raison, de l'équité, de la philanthropie (1) ».

---

(1) *Syst. pénit.*, pp. 844-45.

## V

En somme le D<sup>r</sup> Lepelletier a abordé avec une agréable facilité les sujets les plus divers. Le curieux de l'histoire des théories nosologiques trouvera en lui un bon juge de Broussais; dans sa *Doctrine biologique* et sa physiologie d'intéressants documents sur l'esprit médical et les systèmes de son époque, et les théories d'un vitaliste, d'un spiritualiste convaincu ; dans ses ouvrages sur la scrofule, le tétanos, l'érysipèle et les hémorrhoïdes des faits à signaler au point de vue de l'histoire de la pathologie spéciale. On pourra consulter avec fruit ses œuvres complètes ; les lire, c'est autre chose : il y faut du temps ; l'auteur se sent à l'étroit dans les limites de son sujet, en sort volontiers, et s'attarde parfois : ainsi son traité de physiologie, un des plus caractéristiques de sa manière, parle encore des sympathies, des habitudes, des passions et des tempéraments, de la raison et de l'instinct, de l'éducation, de l'esthétique et de la mnémotechnie, de la physiognomonie comparée. Dans son *Etude physiologique de l'univers et de l'homme*, l'auteur ne veut étudier rien moins que « l'influence des climats, de la civilisation, des institutions publiques et religieuses, des sciences et des arts sur le tempérament, le caractère, les mœurs et le bonheur des nations ». Le *Système social complet* (1) qu'il préconisa comprend encore de nombreuses « applications pratiques à l'individu, à la famille, à la société, dans l'intérêt du bien-être, du bonheur et de la civilisation des peuples », en 1500 pages in-8. Et il reprend ces idées sous une

---

(1) *Système social complet*, Paris et Le Mans, 1855, in-8.

autre forme sous le titre d'*Illusions et réalités, ou régénération des peuples* (1).

Le ton de ses ouvrages ne change guère : Lepelletier aime prendre le style de la sensiblerie galante des vieilles estampes populaires, et tels passages semblent vraiment empruntés aux légendes d'Adélaïde et Ferdinand, du beau Dunois ou de la chaste Julie; ou bien ce sont à chaque instant des digressions étymologiques, philosophiques et morales, des prosopopées, des souvenirs d'églogue, des descriptions florianesques et des apostrophes à la Jean-Jacques. Il y a plus de phrases que de faits, peu de faits en beaucoup de phrases. Le plan est clair, mais le livre est un peu confus. Sans doute l'auteur prend soin, de peur qu'on ne perde l'idée sous le cliquetis des mots, de l'exprimer en italiques ou en capitales, et il l'en faut remercier; mais il vous a promis un traité de physiologie ou de criminologie philosophiques et par places cette philosophie-là ressemble terriblement à de la rhétorique.

En fait M. Lepelletier était surtout un orateur, et un orateur brillant ; sa vie fut un long, moral et pieux discours. Mais il écrit comme il parle, et d'abondance ; la grâce du geste, l'éclat de la déclamation, l'optique grossissante du théâtre, tout cela relevait, sauvait ces métaphores grandiloquentes, ces périodes harmonieuses et faciles qui sollicitent l'applaudissement des auditeurs ; à la lecture, c'est ennuyeux comme un sermon imprimé. M. Lepelletier était né pour l'éloquence de la chaire. M. Vidal de Cassis écrit quelque part qu'il « s'est lancé dans une phraséologie prétentieuse et vide » ; mais ce critique est malveillant, et nous dirons seulement avec Bouillaud que Lepelletier a souvent « un style ambitieux ».

Ce médecin philosophe ne nous en apparaît pas

_________

(1) *Illusions et réalités ou régénération des peuples*. Le Mans et Paris, 1858, in-8.

moins, pour parler son langage, comme un orateur
fécond, un excellent et savant homme, plein de sensibilité et de philanthropie, de respect pour le flambeau
de la raison, d'horreur pour l'Église de l'erreur, pour
les ténèbres des systèmes imaginaires et l'hydre du
matérialisme. Il a si bien gardé l'empreinte littéraire
de sa génération scolaire que son genre, son style, — le
style Empire — étonnent en plein xix° siècle. J'ai dit que
M. Lepelletier s'éteignit en 1880 ; mais on imagine
volontiers, en le lisant, qu'il était mort depuis 1830, et
que ce qu'on a publié depuis sous son nom ce sont des
œuvres posthumes (1).

## Œuvres médicales de Lepelletier.

Pour le reste de sa bibliographie, très étendue, consulter la *Nécrologie et Biographie contemporaine de la Sarthe*, de F. Legeay,
pp. 269-274 et 486-487 et la notice précitée de l'abbé **Esnault**.

1° *Dissertation sur la nature des scrophules*. Thèse de Paris, 1818, 53 p. in-4°.
2° *Traité complet sur la maladie scrophuleuse et les différentes variétés qu'elle peut offrir*. Paris, 1818, in-8°.
3° *Extrait d'une observation de tétanos traumatique éten-
du à tous les muscles volontaires, au diaphragme lui-
même, et guéri sous l'influence d'une méthode qui de-*

(1) Nous avons relevé trois portraits de Lepelletier.
1° Lepelletier, jeune, buste de face, dans un ovale ; à sa bouton-
nière pend une médaille. — *Pelletier del. Lith. de Monnoyer.* —
Epigraphe : *M. Almire Lepelletier Docteur en médecine.*
2° Lepelletier, jeune, buste de face, dans un ovale. Identique au
préc. mais plus petit. — *Pelletier del. Lith. de Monnoyer.* —
Epigraphe : *Le Pelletier de la Sarthe. Professeur de Physiologie.*
3° Lepelletier, plus âgé. Buste à mi-corps dessiné par *Zin Belliard. Lith. de Monnoyer du Mans.* — Epigraphe : *Lepelletier
de la Sarthe.* Ce portrait figure en tête de son *Histoire de la
province du Maine* et de sa *Nouvelle doctrine médicale*, 11 cm. 8
sur 15 cm. 3, marge non comprise. — Le même portrait existe
dans un format plus grand (21 cm. 4 sur 26 cm. 5), signé de
*Zin Belliard*, avec cette indication : *Paris, Imp. Auguste Bry,
114 r. du Bac,* sans le nom de Lepelletier.

*vient nouvelle par l'activité des moyens mis en usage.* (Extr. des Journaux concernant l'économie rurale et domestique. Le Mans, 1830, in-8°, t. IV, pp. 274-280.)

4° *Analyse des travaux de la Société royale des Arts du Mans,* par P.-A. Ledru. Le Mans, 1820, in-8°, le chap. VIII (Sciences médicales) a été rédigé par Lepelletier.

5° *Discours sur l'influence de la médecine morale dans le traitement des maladies,* lu à la séance publique de la Société royale des Arts du Mans, 14 décembre 1820. (Le Polyphile, pp. 110-119.)

6° *Principes de mnémotechnie.* S. l. n. d. 20 pp. in-8°, (1821.)

7° *Discours sur la sympathie et l'antipathie,* lu à la séance publique de la Société royale des arts du Mans, le 21 mai 1819. (Le Polyphile, le Mans, 1822, in-8°, pp. 38-50.)

8° *Essais de médecine physiologique renfermant des considérations générales sur la sympathie et l'antipathie, la médecine morale, l'influence réciproque du moral sur le physique et la médecine moderne comparée à celle du Moyen-Age.* Le Mans, Fleuriot, 1823, br. in-8°, 72 pp., dédié à d'Arbelles, préfet de la Sarthe.

9° *Mémoire sur la nature et le traitement du tétanos traumatique* (Revue médicale française et étrangère, tome IV, 1827), pp. 165 et 345 et tirage à p., 1 vol. in-8°, 100 pp. Paris, 1829.

10 *Obs. d'un calcul urinaire enkysté extrait par la taille latérale.* (Société de médecine de la Sarthe, 1827.)

11° *Mémoire sur le diastasis des ligaments vulgairement connu sous le nom d'entorse.* Paris, 1830, br. in-8°, et Revue médicale, février 1828.

12° *Obs. de double cataracte.* (Soc. de méd. de la Sarthe, 1828.)

13° *Lettre à MM. les membres du Tribunal de 1re instance du Mans relativement à l'affaire d'infanticide du 6 juin 1828.* Le Mans, 1828, 4 p. in-4°.

14° *Fongus muqueux de l'estomac.* (Soc. de méd. de la Sarthe, 1829.)

15° *Rapport sur les obs. de M. Legoux relatives à l'alopexie.* (Ibid.)

16º *Obs. d'anévrysme de l'artère fémoropoplitée, compression, ligature.* (Ibid.)

17º *Obs. relatives aux bases constitutives de la Soc. de médecine de la Sarthe.* (Ibid., 1829.)

18º *De l'ophthalmie granuleuse,* 1 vol. in-8º, 100 pp.

19º *Vers intestinaux, perforations organiques produites par ces animaux.* (Journal univ. et hebd. de méd. et de chir. pratiques, 1831, t. IV, nº 49.)

20º *Traité de physiologie médicale et philosophique.* Paris, 1831-33. (Introd. tirée à part, Paris et le Mans, 1831, 84 p. in-8º.) Id., 1835, 4 vol. in-8º.

21º *Dissert. sur les Généralités de la physiologie et plan à suivre dans l'enseignement de cette Science.* Thèse de concours, 23 mai 1831. Paris, 1831, 52 pp. in-4º.

22º *Jusqu'à quel point la structure de nos organes peut-elle servir à expliquer leurs fonctions ? Faire l'application des principes qu'on aura posés à l'explication des fonctions de l'œil et de l'appareil digestif.* (Question écrite du concours de 1831.)

23º *De l'absorption, de ses agents et de ses phénomènes.* (Question orale du concours de 1831.)

24º *Fonctions des nerfs trifacial, facial, pneumogastrique, glossopharyngien et spinal considérées dans ce qu'elles peuvent avoir de commun entre elles et dans ce qui est propre à chacune d'elles.* (Concours de 1831.)

25º *Principes généraux sur la nature, le traitement préservatif et curatif du choléra morbus à l'usage de toutes les classes de la Société... préc. d'une note sur l'itinéraire de cette maladie, suivis de l'instruction populaire rédigée par le Comité de salubrité de Paris et publiée par ordre du gouvernement.* Le Mans, 1832, 34 pp. in-12. 2º édit., ibid. 36 pp.

26º *L'étranglement.* (Question de concours, 1833.)

27º *Les tumeurs blanches* (Question de concours, 1833.)

28º *Causes de déplacement dans les fractures, les moyens de prévenir l'action de ces causes et de s'opposer à leurs effets.* Thèse de Concours. Paris, 7 août 1833.

29º *Mémoire sur une luxation de l'humérus en bas et en dehors dans la fosse sous-épineuse. Réduction après 45 jours. Guérison parfaite.* (Mémoires de l'Académie de Médecine, tome IV, pp. 191-200, Paris, 1835.) Mém. lu à la séance du 11 novembre 1834.

30° *Des hémorrhoïdes et de la chute du rectum, du traitement chirurgical de ces affections.* Thèse de concours, 23 juillet 1834, et Paris, 1834, in-8°.

31° *De la phlébite. — Des hémoptysies.* Questions de concours, 1835.

32° *De l'emploi du tartre stibié à haute dose dans le traitement des maladies en général, dans celui de la pneumonie et du rhumatisme en particulier.* Thèse d'agrégation, Paris, 29 mai 1835, in-8°.

33° *Les plaques de Peyer. — Les convulsions. — La péritonite puerpérale.* (Questions de concours, écrit et oral, 1835.)

34° *Traité de l'érysipèle et des différentes variétés qu'il peut offrir,* etc. Paris, 1836, in-8°. (Thèse de concours.)

35° *Étude physiologique de l'univers, de l'homme, des rapports de l'homme avec l'univers,* lue aux séances générales du Congrès scientifique de France en septembre 1839. Le Mans, 1839, t. II, pp. 200-232, et tir. à part, 32 pp. in-8°.

36° *Lettre au rédacteur du Courrier de la Sarthe relative au cours public de physiologie.* 1839.

37° *Étude physiologique du beau.* (Bull. de la Soc. d'agric., sc. et arts de la Sarthe, t. IV, 1840.)

38° *Le magnétisme éclairé par l'expérience et réduit aux faits rigoureusement démontrés.* Ibid., 1840-41, t. IV, pp. 244-269, et tir. à p., Le Mans, 1841, 31 pp. in-8°.

39° *Rapp. sur les ouvrages du Docteur Barbier qui sont sa thèse soutenue pour le doctorat, le compte-rendu des travaux de la Soc. de physiologie expérimentale, un essai sur l'hystérie.* Ibid., 1er décembre 1840.

40° *Rapp. sur le Traité du Dr Beaunaiche-Lacorbière relatif au froid et de son emploi en hygiène, en médecine et en chirurgie.* Ibid., 25 juillet 1840.

41° *Observation et opération d'un squirrhe du sein, prompte guérison obtenue par la réunion des lèvres de la plaie au moyen d'onguent diachylum.* Ibid., 16 avril 1844.

42° *Observation sur l'extraction de 19 calculs de silice*

pure, *extraction obtenue par la lithotomie*. (Ibid., 6 juillet 1847.)

43° *Traitement du choléra*. (Union de la Sarthe, 1849.)

44° *Caractères, mœurs et coutumes* du Maine, in *Le Maine et l'Anjou* par le baron de Wismes. Nantes et Paris, s. d.

45° *Moyens préservatifs du choléra et son traitement.* (L'Ordre, 1849.)

46° *Considérations sur la Révolution médicale du XIX° siècle, et sur Broussais, son principal auteur.* Discours prononcé en séance publique de la Soc. d'agric., sc. et arts de la Sarthe le 19 décembre 1850. — Bull. de la Soc., 1850, pp. 141-154, et tir. à p. in-8°, Le Mans, 1851.

47° *Nouvelle doctrine médicale ou Doctrine biologique.* Le Mans et Paris, 1853, in-8°, 484 pp., avec portrait de l'auteur.

48° *Système pénitentiaire, le bagne, la prison cellulaire, la déportation compris dans le récit d'un Voyage en Bretagne, avec un précis historique de cette province.* Paris et Le Mans, in-8°, 1853.

49° *Discours sur la tombe de Marigné*, ancien pharmacien au Mans, membre de la fabrique de la Cathédrale. (Le Maine, 1853.)

50° *Histoire de la Révolution médicale du XIX° siècle.* Le Mans et Paris, 1854, in-8°, 454 pp.

51° *Colonie de Mettray, solution pratique du problème des jeunes détenus.* Le Mans, Paris, 1856, in-8°.

52° *Système pénitentiaire complet, ses applications pratiques à l'homme déchu dans l'intérêt de la sécurité publique et de la moralisation des condamnés.* Le Mans et Paris, 1857, in-8°.

53° *Lettre à la Chronique de l'Ouest sur les Enfants assistés.* 1862.

54° *Traité complet de physiognomonie pratique, ou l'Homme moral positivement révélé par l'étude raisonnée de l'Homme physique, avec des considérations sur les tempéraments, les caractères, leurs influences réciproropres.* Le Mans et Paris, 1865, in-8°.

55° *Toast porté à la famille médicale de la Sarthe.* Bull. de l'Assoc. médicale, 1875, pp. 19-20.

56° *Hôpital du Mans, sa transformation : solution pratique et définitive dans la Sarthe de la grande question des Enfants assistés.* Paris, Le Mans, 1873, 63 pp. in-8°.

57° *Traité complet de physiologie à l'usage des gens du monde et des lycées.* 2 vol. in-8°, Paris, 1876. (Le ministre de l'Instruction publique ayant refusé d'admettre ce volume dans les établissements de l'Etat, les mots « *et des lycées* » furent supprimés par un carton.)

58° *Granulations de la cornée, considérations cliniques sur la cause ordinaire des ophtalmies rebelles, sur le véritable moyen de guérir ces ophtalmies en prévenant les désordres ultérieurs du globe oculaire et la cécité plus ou moins complète.* (Journal des connaissances médico-chirurgicales, novembre 1833, n° 111, pp. 68-73.)

59° *Lettre* du 10 décembre 1835 au rédacteur du *Journal des connaissances médico-chirurgicales* (in n° de janvier 1836, 3° année, p. 284. Polémique avec Desruelles de Rennes sur le traitement de la syphilis).

# Peffault de la Tour

## 1715-1811.

J'ai lu la correspondance de Peffault de la Tour :
c'était un homme charmant et gai, un solliciteur intré-
pide et terrible pour ses amis : il leur envoyait de ses
vers, leur en lisait à l'occasion, et les assaillait tous les
jours de demandes, de recommandations, car il était
affligé d'une femme et de nombreux enfants, et il tira
le diable par la queue toute sa vie.

Dominique Peffault de la Tour naquit à Saumur le
17 janvier 1715. Il alla étudier la médecine à Montpellier, y soutint le 3 décembre 1736, sous la présidence
de Sauvage, sa thèse de bachelier en médecine, et prit
enfin le bonnet de docteur dans cette Université. Il
revint s'établir dans son pays, à Beaufort en Anjou ;
c'est là qu'il épousa le 5 février 1741, par contrat passé
devant Lusson et Roberdeau, notaires royaux à Beaufort, Anne-Louise Jameron (2). Il faut croire que ni

---

(1) Les documents inédits qui ont servi à cette étude nous ont
été très obligeamment communiqués par M. L. Brière, du Mans,
que nous en remercions vivement. — Cf. Célestin Port, *Dictionnaire historique, géographique et biographique de Maine-et-Loire.*
Paris-Angers, 1878, t. III, pp. 64-65.

(2) « Contrat de mariage entre « Messire Dominique Peffault, sieur
de la Tour », docteur en médecine, demeurant à Beaufort, fils de
noble homme Dominique Peffault sieur de la Tour, lieutenant de
la communauté des maîtres en chirurgie de la ville de Saumur, y
demeurant faub. de Fenet, paroisse de N.-D. de Nantilly, et de
Magdeleine Aubry, le père présent, — et Anne-Louise Jameron
fille de Charles Jameron, conseiller procureur du Roi en la séné-

cette union ni sa place ne lui apportèrent la fortune(1),
car sa correspondance nous le montre sans cesse préoccupé de trouver un autre sort. En 1753, il s'adresse
au marquis de Contades, gouverneur de Beaufort, pour
obtenir une place de médecin (de marine probablement,)
à Rochefort. Contades se dérobe et lui répond : « Je
sens que vous êtes fort utille dans un pays auquel je
dois m'intéresser et que ce seroit luy rendre un mauvais service de vous en faire sortir. » Mais la guerre
de Sept ans éclate, et Peffault pense à se faire nommer médecin d'armée ; il relance Contades, qui n'en
peut mais (1756), insiste encore en 1759 (2) et se fait
dire qu'aucun poste n'est vacant et que d'ailleurs la
nomination appartient au premier médecin du Roi ;
notre solliciteur s'adresse alors à l'intendant de la
guerre Foullon : plus serviable que le maréchal, ce
dernier lui propose une charge de médecin de marine,

---

chaussée de Beaufort, et de Anne-Jacquine Rousseau. — Le marié
apportait une maison sise place des Halles à Beaufort (valeur
2400 l.), plus 35 l. 12 s. de rente au principal de 712 l., plus
15 l. de rente, plus 600 l. d'argent à lui déjà donnés en avan-
cement de droits. — L'épouse avait le bien et métairie du Petit
Bois, en Saint-Georges Chantelaizou, affermé 220 l.. par an, plus
800 l. d'arrérages dus par cette ferme, plus 1000 l. de trousseau et d'habits nuptiaux, dont 200 l. à prendre ci-dessus.

Le cachet de Peffault porte de... à 3 étoiles de... 2 et 1.

(1) Les détails manquent sur la vie de Peffault à Beaufort.
M. Joseph Denais, dans son *Histoire de l'Hôtel-Dieu de Beaufort
en Vallée, 1412-1810*, Paris et Angers, 1871, est muet sur le person-
nel médical! Célestin Port dit que Peffault fut échevin de Beaufort.

(2) « Je ne connois pas bien, lui écrit à ce sujet M. de Lajesse
le 21 février 1759, les appointemens et les fonctions des médecins
de l'armée ; je sçais que le premier medecin a 500 l. par mois,
un médecin consultant 500 l. par mois et que ceux qui sont atta-
chez aux hôpitaux ont 200 et jusqu'à 300 l. par mois. A l'égard
de ce qu'on en fait à la paix, je crois que l'on les répartit dans
les différens hôpitaux des places de France, mais en tout je ne
crois pas que cela soit quelque chose de fort avantageux pour
quelqu'un qui est estably. » — Louis Georges Erasme, marquis
de Contades (1704-1795) était alors commandant en chef de l'armée
d'Allemagne et maréchal de France depuis le 24 août 1758.

pour un voyage d'un an ou plus à 600 l. par mois environ ; Peffault accepte avec empressement, lorsque le 15 juin 1759, Foullon l'avise que la place vient d'être prise par un concurrent plus pressé. Notre homme se retourne alors vers la Pompadour, et n'en reçoit que ce billet :

« A Versailles le 23 may 1761,

« M^me de Pompadour est très fâchée, Monsieur, de ne pouvoir vous rendre le service que vous lui demandés, les emplois dépendent des fermiers généraux seuls et Madame la marquise ne peut ny ne veut leur en demander. J'ay l'honneur d'être... etc.

« COLLIN. »

Peffault tenait absolument à se faire nommer médecin militaire : il invoque l'appui de M^me de Séchelles-Hérault auprès du maréchal de Belle-Isle ; mais le maréchal meurt ; il demande par la même occasion à la bonne dame une recommandation auprès de l'évêque de Narbonne, pour obtenir dans quelque collège une bourse pour son fils ; mais le prélat ne fait à cette requête qu'un accueil décourageant. Il y avait de quoi rebuter un solliciteur moins entêté : heureusement le maréchal de Contades est promu en 1762 gouverneur d'Alsace, commandant du Fort Louis ; bonne occasion pour en obtenir une situation médicale dans une place forte et Peffault d'en reparler à de Lajesse ; celui-ci l'informe que la situation est souvent médiocre (le médecin de l'hôpital d'Huningue touche de 1000 à 1200 l. d'appointements), la carrière toujours encombrée, surtout au moment de la paix, où il faut caser tous les médecins qui ont fait campagne, et que le maréchal est assez mal renseigné sur les vacances du service de santé. M. de la Tour s'avise alors qu'un emploi dans les eaux minérales lui serait avantageux : il fait pressentir Sénac par Contades pour être nommé, en survivance, médecin des eaux de Vichy ; c'est en vain : déjà Le Clerc, médecin de Paris, en a obtenu la promesse. Peffault de la Tour fut pris alors d'ambitions territoriales ; il écrivit à l'Intendant :

« Supplie très humblement Dominique Peffault de la Tour docteur en médecine de la Faculté de Montpellier demeurant à Beaufort en Anjou et représente à Votre Grandeur que de tous les médecins du pais il est un des plus employés, malgré cela le moins riche, que ceux qui forment l'arondissement de sa réputation composent trois classes, la première sans contredit la plus nombreuse est remplie de gens qui prient Dieu pour luy, de ce côté là le suppliant peut être fort tranquile ; la seconde renferme ceux qui pénétrés de la plus vive reconnoissance confessent volontiers les obligations qu'ils luy ont mais en luy protestant qu'ils n'ont pas le sou, la troisième enfin consiste dans le plus petit nombre qui marchande le plus souvent et ne sert tout au plus qu'à le faire végetter ; que depuis vingt et cinq ans il exerce son état, qu'il est chargé d'une nombreuse famille, pour l'éducation de laquelle il dépense journellement tout ce qu'il pouroit mettre en réserve pour suppléer sur la fin de ses jours tant à la médiocrité de sa fortune qu'à l'impossibilité où il pourra se trouver lors de supporter les fatigues d'une pratique qui fait aujourd'huy son unique ressource, que la providence semble luy presenter l'occasion la plus favorable dans l'aliénation qu'il plait au Roy faire des communes de ce comté, ce considéré, Monseigneur, le suppliant seroit-il assé heureux pour obtenir une place de surnuméraire parmi vos protégés et obtenir en conséquence une soixantaine d'arpens desdittes communes aux charges d'en paier annuellement à Sa Majesté le même prix que ceux qui pouroient en offrir le plus, ne demandant à cet égard qu'une préférance qui luy paroit d'autant plus juste qu'il est un des habitans du pais qui a été le plus zélé tant qu'il a été question de contribuer pour sa partie au bien de l'humanité ; c'est une grâce Monseigneur d'autant plus digne de vous qu'elle ne vous est demandée que sous les auspices de la vérité que le suppliant vous expose et dont il vous conjure,

Monseigneur, de vouloir bien vous faire informer, ce faisant il ne cessera de continuer ses vœux pour la conservation, gloire et prospérité de Votre Grandeur. »

« Demandez et vous recevrez », telle était la devise de M. Peffault de la Tour ; il ne recevait pas toujours, mais il demandait tout le temps. Sa constance finit par être récompensée ; il fut nommé en 1764 médecin de l'École Royale militaire de La Flèche.

Le collège de La Flèche, tombé en décadence après l'expulsion des Jésuites, devint, par lettres patentes de Louis XV données le 7 avril 1764, une École préparatoire à l'École militaire du Champ de Mars, pour les jeunes gentilshommes. « Le 24 août 1764, dit M. de Montzey, le Roi nomma les sieurs de la Barberie et du Hauthierray pour remplir dans le conseil d'administration la place des deux anciens gentilshommes ; M. du Pont de la Motte, inspecteur et contrôleur du collège, M. de Boissimon, chevalier de Saint-Louis, inspecteur des grands élèves, et M. Peffault de la Tour médecin. Mais quelques mois après il fut représenté au Roi que les vieux services du médecin Le Jau demandaient qu'il fût réintégré au collège dans les fonctions qu'il exerçait, le Roi décida donc qu'il en serait ainsi, et que M. Peffault de la Tour aurait la surveillance, survivance ?. Le sieur Drouault fut nommé chirurgien et le sieur Farey consultant (1). »

Enfin M. de la Tour était devenu fonctionnaire, et il resta jusqu'à la suppression de l'École militaire en 1776, médecin de cet établissement. A peine débarqué de Beaufort à La Flèche, il résolut d'assurer le triomphe de l'hygiène dans la ville, qui en avait grand besoin. Il constata que le cours du Loir, déjà ralenti dans cette plaine, était en outre encombré d'écluses ou portes marinières, qui retenaient une eau croupie

____

(1) De Montzey, *Histoire de La Flèche et de ses seigneurs*, Le Mans et Paris, 1878, t. II, p. 160.

et malsaine ; la cité, le collège étaient entourés de
fossés, bourbeux l'hiver, l'été dépotoirs d'immondices
stagnants ; pendant la mauvaise saison, il s'en déga-
geait des brouillards malsains, et lors de la sécheresse
les vases de la vallée et des douves étaient des foyers
d'infection : « de sorte, dit Peffault, qu'à mon arrivée
... j'y ai trouvé la plus grande partie des habitans
particulièrement ceux qui avoisinent de plus près ces
douves et ces fossés en but à la dyssenterie, à des
fièvres putrides intermittentes de toute espèce, malignes et vermineuses. » Il en fit donc un mémoire à
Pâris-Duverney, intendant de l'École militaire ; le
22 novembre 1764, ce dernier le félicita de ses recherches et l'engagea à en faire un rapport motivé que le
Bureau d'administration du collège transmettrait au
ministre Choiseul. Peffault s'exécuta avec empressement.

Monseigneur, écrivit-il, si l'excellence du cœur des
souverains se montre dans les projets qu'ils enfantent pour
le bonheur des peuples et la gloire de leur empire, c'est dans
l'exécution de ces mêmes projets que l'on connaît le grand
ministre et le véritable cytoien. Jusqu'à ce jour , Monseigneur, vous vous êtes montré tel, spécialement dans le célèbre établissement du collège royal de cette ville que Sa
Majesté vient de consacrer à l'éducation des enfants de sa
noblesse militaire ; cette pépinière de héros va croître sous
ses yeux dans cette auguste enceinte et puiser dans les
trésors de votre sagesse les lumières et les sentiments qui
font l'attente et l'espérance de la patrie, parce qu'ils feront
un jour la terreur de ses ennemis. C'est, Monseigneur, pour
contribuer en ce qui me concerne à remplir des vues aussi
sages et aussi généreuses que je prends la liberté de soumet-
tre à Votre Grandeur quelques réflexions que j'ai cru devoir
faire sur le sol, le climat et la situation, la qualité des eaux
de la ville de la Flèche et de son collège, afin de prévoir
autant qu'il est possible tout ce qui pourrait nuire à un
dépost aussi cher et aussi respectable.

Et fort de ce pompeux préambule, Peffault expose que les eaux potables actuellement utilisées à La Flèche sont lourdes, séléniteuses, tirées de puits insalubres, ainsi qu'il l'a constaté en présence de M. le duc de Praslin en son château de la Flèche avec M. Poissonnier, médecin en chef de la marine ; que les eaux du Loir ne valent guère mieux, et que lui, Peffault, a trouvé avec M. d'Acheville, professeur de mathématiques, sur la paroisse de St-Germain-du-Val, à un tiers de lieue de la Flèche et non loin du collège, une source pure, abondante, qui alimenterait facilement et l'école, et même la ville. Il demande l'adduction de ces eaux, le curage et le desséchement des fossés de la ville et du collège, l'empêchement du reflux du Loir dans ces douves, et propose de faire lever le plan de ces travaux par M. d'Acheville. En note du brouillon de son mémoire, il ajoute : « Adressé au ministre le 17 mai 1765 huit mois après mon arrivée à la Flèche qui néantmoins n'eut son exécution que quatre ans après à cause des obstacles qu'y apportèrent certaines gens, jaloux sans doute de ce que j'avais donné l'initiative de ce projet. »

Ainsi l'amour du bien public enflammait M. Peffault de la Tour, et il ne s'intéressait pas moins à la prospérité de la famille royale. Cette même année 1765, le Dauphin tomba malade, et M. de la Tour résolut de le sauver. Il envoya une missive au ministre, puis le 20 octobre, reprenant sa bonne plume, il s'adressa à M. Richard de Hautesierck, médecin consultant du Roi, « en supposant toutes fois que la maladie de ce prince dépende des obstructions du foye ou autres viscères du bas-ventre », pour lui confier les formules dont il attendait le meilleur effet, après une longue expérience : et c'est pourquoi il se hazardait à « concourir à la guérison d'un prince qui fait l'espérance de la nation, guidé uniquement par son zèle et par les mouvements d'un cœur véritablement français ».

Voici quelques-unes des recettes que le médecin fléchois préconisait *ad usum delphini* :

« Dans une décoction émolliente vous ajouterez deux ou trois gros de thérébentine préalablement dissoute avec le jaune d'œuf, une gros de sel de nitre et une once de miel mercurial ou violat pour un lavement. — Prenez une certaine quantité de limaille de fer que vous ferez rougir au feu, que vous éteindrez ensuite dans le vin blanc, après quoi vous la laisserez seccher à l'ombre pour la porphyriser et la réduire en poudre impalpable. Prenez trois gros de cette limaille ainsi préparée, un gros et demi de rhubarbe, deux gros de poudre de cloportes, un gros d'iris de florence, que le tout en poudre soit incorporé avec une once et demie ou deux onces de savon d'Alicante que l'on ramolira avec l'eau commune au cas qu'il ai trop de consistance ; pour une opiate. Prenez une once de racine de parelle coupée par rouëlles, faites-la bouillir dans trois chopines d'eau réduites à une pinte, en retirant le pot du feu on y ajoutera deux gros d'esquine rapée, une pinssée de fleurs de genêts et un gros de sel de Glaubert. On laissera faire l'infusion du soir au matin, puis on la tirera au clair. On édulcorera chaque dose avec suffisante quantité de syrop des cinq racines et j'ajouteray icy que je fais selon les circonstances couper chaque dose avec un tiers ou moitié de lait de vache ou d'ânesse.

Peffault de la Tour trouva dans sa nouvelle place l'occasion de s'afficher comme un adepte enthousiaste de l'inoculation. En mars 1769, le fameux inoculateur Gatti, qui venait d'inoculer la duchesse de Choiseul, fut envoyé par le ministre à l'école de la Flèche ; il y resta trois mois, et dévoila à Peffaut tous les secrets de son art (1). Ce dernier devint un inoculateur réputé

---

(1) Peffault en profita pour demander à Gatti un appui auprès de Choiseul en vue de quelques faveurs pour lui-même et un de ses fils ; Gatti ne put rien obtenir.

dans la province, et le 3 mai 1774, son confrère Bridault, médecin à La Rochelle, désirant inoculer deux de ses enfants, lui demanda quelques conseils et du virus louable : « Pour cela je vous prierai de m'envoyer plusieurs brins de fil préparé bien chargés de pus variolique, de joindre en outre à cet envoi beaucoup de croûtes sèches ou de poudres de croûte et même encore, s'il est possible, la lame d'une lancette dont la pointe seroit chargée d'un pus variolique de bonne espèce. »

Fort de son expérience en cette matière, de la Tour, ayant vu Louis XV emporté par la variole, se permit d'écrire le 13 mai 1774 au comte de Provence pour engager la famille royale à se faire inoculer :

Monseigneur,

Le meilleur et le plus sage des conseils est celuy qui part de l'expérience même, voicy la sixième année que l'on inocule la petite vérole aux élèves du collège de la Flèche dont je suis le médecin ; sur plus de trois cent que j'ai fait inoculer sous mes yeux je n'ai apperçu aucun accident pendant ni après cette opération jusqu'à ce jour ; outre cela j'ai inoculé moy même M<sup>me</sup> la marquise de Contades, brüe de M. le maréchal, et trois de ses enfants, ceux de M. le comte d'Andigné, ceux de M. de Constantin de la Corye, ceux de M. le comte d'Autichamp, frère du marquis commandant en second la gendarmerie, et une infinité d'autres dans cette province, toujours avec le même succès. C'est, Monseigneur, d'après ces observations et surtout d'après le coup accablant dont la France vient d'être frappée que je me suis cru autorisé dans la liberté que je prend de témoigner à Votre Altesse, Royale mon inquiétude qui est celle de la nation entière tant pour le Roy que Dieu vient de nous accorder dans sa miséricorde que pour vous même, Monseigneur, et pour Monseigneur le comte d'Artois. Je me prosterne, Monseigneur, aux pieds de Votre Altesse royale dont je suis avec le respect de l'anéantissement, le très humble, très obéissant et très soumis serviteur.

Peffault de Latour D. M.

Peffault de la Tour demeura toujours fidèle à la variolisation, et plus tard, lorsque la vaccination jennérienne fut divulguée, notre homme ne l'accueillit qu'avec méfiance. Dans un manuscrit intitulé : « *Doutes proposés sur l'inoculation de la vaccine comparée avec celle du virus variolique...* » et qui doit dater des premières années du XIXᵉ siècle il s'exprimait ainsi :

Quoy qu'ait pu dire le docteur Paulet, médecin de Paris, contre l'inoculation, je ne pense pas cependant qu'il y ait un moyen plus sûr contre ce redoutable fléau. J'en fis les premiers essais au mois de mars 1769 sous les yeux du célèbre docteur Gatty que le ministre duc de Choiseul nous avoit envoyé à cet effet et qui venoit lors d'inoculer Mᵐᵉ la duchesse. Il résida trois mois à notre école militaire où il fit inoculer tous ceux de nos élèves qui n'avoient point encore eu cette maladie. Les succès répondirent généralement à ses vœux et aux nôtres. Depuis cette époque et jusqu'à la funeste extinction de ce noble et précieux établissement j'en ai fait inoculer plus de douze cent des deux sexes tant à l'école militaire qu'à quinze ou vingt lieues aux environs avec un succès qui n'a rien laissé à désirer. Parlons maintenant de l'inoculation de la vaccine. Sans oser la justifier ni la condamner, je crois très sincèrement qu'il sera prudent de ne se pas presser de prononcer sur cette nouvelle méthode...comme ce n'est ni l'esprit de parti ni celuy de la prévention qui me conduit, j'avoüe que j'adopterois très volontiers cette nouvelle méthode si je la croiois dans le cas de pouvoir rivaliser avec la première. Mais je desirerois avant de me prononcer recevoir quelques renseignements positifs sur un sujet d'une aussi haute importance. Entre autres je voudrois les obtenir sur les questions suivantes : 1. Est-on bien convaincu de l'analogie de la vaccine avec le virus variolique ? — 2. Croit-on qu'elle ait une énergie suffisante au développement du germe variolique inné au point de l'amener à sa destination par sa propre extinction ? — 3. Les inoculés par cette nouvelle méthode éprouvent-ils cette légère malaise, compagne inséparable du développement de l'éruption ? —

4. Quelque discrette que soit cette éruption, n'y eut-il que celle de l'insertion bien caractérisée, se manifeste-t-elle, quand il s'en déclare plusieurs, indistinctement sur toutes les parties du corps ? — 6. Est-on bien sûr que l'inoculation faite avec le véritable virus variolique sans aucun effet sur les vaccinés, est-on bien sûr, dis-je, que cette observation soit suffisante pour établir la sécurité ? — 7. Peut-on être inoculé plusieurs fois avec la vaccine ou bien sa nullité seroit-elle la même que celle du virus variolique en pareil cas ? — 8. Ne pourroit-on pas attribuer la vertu qu'on luy suppose à une neutralisation passagère et capable de suspendre pour un temps le développement du germe variolique inné ?

M. Peffault de la Tour était dévoré par l'ambition : il souhaitait ardemment être décoré, et comptait un peu sur ses succès d'inoculateur pour se faire décerner le cordon de Saint-Michel. En 1778, il confia cet espoir à son ami Devèze, qui, le 27 mai, ne lui répondit point selon ses vœux.

Premièrement, mon cher docteur, à supposer que vous réussissiez, on m'a assuré qu'il vous en couteroit pour le moins 1.200 l. de déboursé. Le marc d'or qu'il faut payer pour des lettres de noblesse qu'on expédie avant de donner le cordon monte seul a un milier d'écus. 2° Il vous faudroit quitter La Flèche, abandonner vos affaires peut-être pour dix mois ou un an et venir ici croquer le marmot à la porte des grands et surtout de M. Amelot pour solliciter une grâce qui à la fin vous seroit peut-être refusée. 3° La profession que vous exercés est assez noble par elle-même pour n'avoir pas besoin de cette décoration. On accorde ces sortes de cordons principalement à des personnes qui se sont distinguées dans le commerce ou dans des arts méchaniques, mais nous ne voyons pas que les plus fameux médecins du Roi ni les grands avocats de Paris se soient mis sur les rangs pour obtenir de pareils privilèges ; tous ces motifs réunis me font penser, mon cher ami, que vous ferés bien de laisser là cette affaire et de ne plus vous en occuper ; je connois une personne de mérite qui sollicite depuis dix ans cette récompense sans avoir pu encore l'obtenir ; je souhaitte, mon cher docteur, de pouvoir vous servir plus efficacement dans d'autres occasions...

Ces arguments persuadèrent M. Peffault, qui ne récidiva que huit ans après, à en juger par cette belle supplique trouvée dans ses papiers :

Supplie très humblement Dominique Peffault de Latour, docteur de la Faculté de Montpellier, associé correspondant de la Société Royale de Médecine de Paris, médecin en chef par nomination du Roy depuis vingt et quatre ans de l'Ecole militaire et Collège royal de la Flèche, né le 17 janvier 1715, et représente qu'il a pendant tout le tems susdit rempli sa place avec le zèle et l'assiduité dont il est capable, il pourroit même dire avec un succès qui passeroit toute croyance s'il n'étoit de l'autenticité la plus reconnue, qu'il a en outre inoculé et fait inoculer sous ses ordres et son administration plus de huit cent élèves du Roy sans qu'il en soit résulté le plus léger inconvénient ni la moindre apparence de récidive, qu'à ce titre il se flatte d'être dans le cas de prétendre aux grâces de la Cour aussi bien que les médecins d'armée, des hôpitaux militaires tant de terre que de la marine et autres, qu'en conséquence il ose espérer de pouvoir être admis au nombre des chevalliers de l'ordre du Roy dans celuy de Saint Michel et d'obtenir le cordon noir de ce même ordre avec les privilèges qui y sont attachés, tels sont les vœux du suppliant qui ne cesse d'en faire pour la conservation de l'auguste et jeune monarque, l'appui, la gloire et l'espérance de cet empire. A la Flèche, le 27 aoust 1786.

M. Peffault de la Tour ne fut jamais enrubanné, mais comme il tenait à cette parure, il s'affilia à une loge maçonnique pas très sérieuse, une de ces loges pour badauds où les cérémonies consistaient à porter de brillantes écharpes en sautoir et à embrasser les dames après avoir loué la philanthropie, la philosophie et le grand Architecte de l'Univers ; ces accolades fraternelles étaient une juste consolation, car les discours étaient filandreux. Peffault nous a laissé un brouillon de ses essais d'éloquence, le voici :

« Très vénérables grand-maître et grande-maîtresse et
vous très chers et respectables frères et sœurs, lorsque je
me propose de vous entretenir dans ce beau jour qui nous
rassemble, je vous parois sans doute rempli d'une confiance
téméraire, mais dans ce moment où les sciences et les arts
semblent vouloir prendre une possession solennelle de cette
loge, ne doit-il pas m'être permis de déférer à la noble émulation que vous me donnez et de compter un peu sur votre
indulgence? »

Et l'orateur continue de chanter en des phrases
pompeuses et vides « ce temple qui doit contribuer à
la gloire de la province qui le voit naître ».

— Ouy, chers frères et sœurs, ce flambeau d'union et
de talent que nous avons rallumé de nos propres mains
nous éclairera désormais d'âge en âge; je le vois déjà briller
dans cette illustre assemblée, l'éclat de sa lumière ne recon-
naît d'autre principe que le concours nombreux et unanime
qui orne ce temple et surtout cette portion si précieuse de
l'humanité pour laquelle il n'y a plus rien de fermé et qui
mérite dès à présent de s'asseoir jusque dans le Sanctuaire
des Muses.

> Sexe aimable dont les suffrages
> Excitent nos voix et nos jeux,
> Pour orner un cercle de sages
> Il suffit aujourd'hui d'un regard de vos yeux.
> Si vers nous ils laissent encore
> Echapper un subtil rayon
> Ce n'est plus que pour faire éclore
> Les fruits heureux de la raison.
> Puissions-nous dans notre art conserver quelques traces
> De ce goût délicat qui peut seul vous flatter.
> Votre aspect en ces lieux nous apprend que les grâces
> Ne doivent jamais nous quitter.

M. de la Tour n'en était pas moins bien avec la noblesse et le clergé de la région où il comptait bon nombre de clients et de correspondants ; je ne citerai que la
famille de Contades, les de Robien d'Andigné, le duc
d'Estissac, le maréchal de Brissac, l'évêque de Nantes,

l'évêque d'Angers, Couët du Vivier de Lorry, et le vicomte de Narbonne-Pelet avec lequel il échangeait de petits vers et auquel il demandait de temps à autre, pour n'en pas perdre l'habitude, une recommandation pour une faveur ou une place qu'il n'obtenait jamais,

En l'année 1776, M. de la Tour fut plongé dans une grande affliction : l'Ecole royale militaire de la Flèche fut supprimée, et transformée par lettres patentes du 20 mai en un Collège dont la direction fut confiée aux Doctrinaires. Notre homme se vit menacé de perdre sa place, et je ne sais à qui il écrivit alors cette supplique éplorée :

Monseigneur, Dieu sçait que je n'ai jamais rien désiré au-delà du plus pur nécessaire, que j'en ai sacrifié la plus grande partie pour l'éducation de mes enfants qui ne sont point encore en état de me rembourcer et qu'il n'y a que ma place dans le Collège de la Flèche qui puisse me conserver dans le plus juste équilibre ; si je la perds, que devenir ? Où trouver, Monseigneur, un point d'apui capable de tenir contre les secousses de la malignité et de l'envie ? C'est avec confiance que je m'écrie avec les apôtres : *Domine, salva nos, perimus !...* Notre collège comme la superbe Troye vient d'être détruit par les Grecs, c'est un second Pâris qui en est la cause, ce n'est cependant pas pour avoir enlevé une autre Hélène car celle dont il jouit n'est certainement pas comparable à la femme de Ménélas. Mais, Monseigneur, trêve d'allusion, le Sr de la Motte et ses adhérents travaillent à me déservir auprès des doctrinaires, ils leurs ont présenté le médecin Leleu, homme plus souple que méchant, qu'ils ont dessein de faire servir à leur vengeance beaucoup plus que de l'obliger, c'est pourquoy je m'adresse à votre grandeur comme protectrice de la justice et de la vérité, je ne fais aucun doute que si vous voulés bien prendre quelque interest en moy ces congréganistes ne se décident en ma faveur comme il est juste et comme me l'a promis leur général, mais depuis cette promesse il y a tant eu de menées de la part de mes ennemis que je ne crois pas cette précau-

tion inutile. J'ai adressé dans les tems un mémoire au ministre dans lequel je luy prouve en bonne logique que ma place
ne peut et ne doit être supprimée parce que le Roy maiant
nommé au mois d'aoust 1764 médecin de son Collège de la
Flèche sans autre explication ni restriction, je dois continuer de l'être tant que Sa Majesté en conservera la propriété
et qu'elle le destinera surtout à l'éducation gratuite de la
noblesse pauvre de son Royaume, ainsi que l'anoncent les
dernières lettres patentes, que d'ailleurs je me suis expatrié
pour venir occuper cette place que conséquament il ne seroit
pas juste de m'en priver puisqu'il faut aussi bien qu'il y ait
un médecin attaché à cette maison, *ergo primo occupanti.*
Mais, Monseigneur, que sert-il d'argumenter en règle contre
le système d'une volonté arbitraire? Je conclus donc que
celuy qui dans l'ordre de la fortune a quelque chose moins
que le suffisant n'est que malade, mais que celuy à qui il
ne reste rien est mort. De grâce tirez moy du tombeau ! Je
suis avec un profond respect, etc...

Peffault de la Tour sut pourtant tirer quelque avantage de la liquidation de l'Ecole militaire, en dépit du
« mensonge et de la prévention » : il y gagna une pension de 500 l. (1), ce dont M. Bonnefoux, supérieur
général des Doctrinaires, le félicita chaleureusement.
D'ailleurs il resta médecin du nouveau Collège royal,
et cumula ces fonctions avec celles de médecin de l'hô-

---

(1) Extrait du registre des arrêtés et décisions du bureau d'administration des Ecoles R<sup>les</sup> militaires du 5 mars 1777 :

« Vu au bureau d'administration la décision écrite de la main de
M. le comte de Saint-Germain en date du premier de ce mois et
déposée aux archives de l'Ecole R<sup>le</sup> militaire, arrêté qu'à compter
de la même époque il sera annuellement payé à titre de pension
de retraite, sur les fonds de l'hôtel, la somme de cinq cents livres
au s<sup>r</sup> Peffault de la Tour, en considération des services qu'il a
rendus au Collège de la Flèche où il a exercé les fonctions de médecin depuis le 24 aoust 1764 jusqu'à la séparation des élèves au
mois d'avril 1776.

« Pour copie : Duprez.

« Enregistré à La Flèche, le 7 septembre 1793, l'an deux de la
République.

« Reçu ving sols. Charles. »

pital dont il partageait le service avec ses confrères Micault et Leleu (1).

Nous n'avons pu trouver en quelle année Peffault de la Tour fut nommé correspondant de la Société royale de Médecine, titre qu'il prend souvent dans ses lettres. Et cette compagnie ayant proposé comme sujet de prix pour la première séance publique de 1782 : *Quels sont les moyens les plus sûrs de préserver les enfans en nourrice des accidents auxquels la dentition les expose et d'y remédier lorsqu'ils en sont atteints?* Peffault rédigea une « Dissertation sur la dentition des enfans ». M. Peffault, qui avait lu Jean-Jacques, observa d'abord :

... que les animaux sauvages n'aiant jamais souffert de dégradation dans leur physique se sont toujours soutenus comme ils se soutiendront toujours dans la jouissance des droits primitifs de la nature, au lieu que ceux de notre classe se trouvent dans un cas malheureusement bien différent : en effet, la source une fois infectée ne conduit-elle pas la dépravation de ses eaux jusque dans les fillières les plus imperceptibles de leur distribution? D'après cela doit-on s'étonner que la constitution des enfans des siècles civilisés tienne de celle de leurs parens et que leur faiblesse originelle se propage d'une mannière autant destructive qu'allarmante dans la pluspart des générations?

Les enfants chétifs et irritables sont plus exposés aux accidents de la dentition, et il faut au nouveau-né des soins minutieux, une hygiène sévère : au moment de la naissance on doit laisser couler du cordon, avant la ligature, trois ou quatre cueillerées de sang, pour diminuer la pléthore des humeurs ; évacuez le méconium avec un lavement ; faire donner le sein toutes les quatre heures, sans autre nourriture pendant les six premier mois ; deux bains par jour,

---

(1) « Ils font chacun à leur tour et par quartier la visite de l'hôpital deux fois le jour,» dit l'*Almanach contenant les juridictions et détails intéressants des villes de l'Anjou, du Maine, du Perche et de Senonches pour l'année 1775.* Angers et Le Mans.

avec une poignée de lavande dans l'eau ; frictions cutanées;
*pas de maillot.*

Lorsque les gencives sont tuméfiées, douloureuses,que la
fièvre s'allume, que la diarrhée se déclare, l'hyperthermie
sera combattue par une saignée au bras, de une once ou
une once et demie, répétée si besoin est ; faire boire du petit
lait clarifié, donner le sein le plus rarement possible ou
même remplacer l'allaitement par le bouillon de poulet ou
de veau ; sur les mâchoires cataplasme de lait, mie de pain
et safran oriental, ou même sangsues aux parotides ; incision
de la gencive au besoin. (Enfin Peffault propose un hochet
de son invention :) enrouler autour d'une tige de fer, au moyen
d'une bande de linge, un petit matelas de crin, laine et
éponge, à tremper dans une décoction de racine de gui-
mauve (1).

Notre homme, encouragé par une lettre laudative de
Vicq d'Azyr, se décida à faire part à la Société d'autres
réflexions non moins intéressantes sur les épidémies.
Celles-ci sont dues, dans son idée, à un virus miasma-
tique, à des « acides contagieux » ; tantôt ils restent
dans les premières voies, tantôt ils envahissent les humeurs ; la lymphe, alors, épaissie ou coagulée, stagne,
ce qui porte le trouble dans tous les appareils sécréteurs ;
le sang lui-même, privé de la lymphe, son délayant
habituel, encombre l'extrémité des artères, un engor-
gement inflammatoire se produit à ce niveau. L'humeur
morbifique peut se porter vers le système nerveux, vers
les téguments (exanthèmes, etc.), d'où les diverses
modalités symptomatiques, qui tiennent aussi aux

---

(1) Vicq d'Azyr répondit en 1778, à un envoi de Peffault :
« Monsieur, vos observations sur les maladies des nouveau-nés
ont été très accueillies par la Société. Une méthode à peu près
semblable est très répandue en Angleterre. Votre mémoire m'a été
envoié des Bureaux de M. Necker. La Société en fera mention
dans l'histoire de son 1er volume, in-4°, qui est maintenant sous
presse. J'ai aussi reçu une observation de médecine pratique jointe
à une de vos lettres. J'ai l'honneur d'être...
                              « Vicq d'Azyr (31 août 1778). »

dispositions individuelles (tempérament) et sociales (misère, famine). — Pour enrayer l'épidémie, il faut purifier l'air dans les maisons contaminées et au dehors : « rien ne paraît mieux indiqué que les fumigations publiques par la combustion des différentes aromates arrosées de fort vinaigre dans les places et carrefours des villes, bourgs et villages infestés de cette contagion ou qui se trouvent dans son voisinage. Surtout une police de propreté sur tous les rapports exactement observée (1). »

Il n'y a dans les idées de Peffault de la Tour rien de bien neuf ni d'original, et l'on a grand'peine à les extraire du fatras embrouillé et pompeux, du verbiage médico-philosophique où il se complaît. Il écrivait avec une abondance redoutable, rédigeait des maximes et réflexions morales, et dissertait à perte de vue sur le solidisme, l'humorisme et le fluide nerveux. En 1755, étant encore à Beaufort, il attaqua les opinions de Le Cat sur une affection épidémique survenue à Rouen en 1753-54 ; il s'agissait, selon Le Cat, d'un herpès interne, gastro-intestinal, justiciable des topiques communément appliqués sur l'herpès externe ; au reste le Rouennais ajoutait que les maladies sont dues à une

---

(1) Monsieur et très honoré confrère, la Société royale de médecine à laquelle j'ai communiqué les observations que vous m'avez adressées sur les épidémies en général m'a chargé de vous en faire ses remerciements. Elle a nommé des commissaires qui lui en ont fait un rapport très avantageux. Nous en ferons usage dans un de nos volumes. La Compagnie vous invite toujours à continuer une correspondance qui lui est aussi utile qu'agréable. J'ai l'honneur d'être... etc.

Vicq d'Azyr.<br>30 août 1780.

La Société royale avait proposé en 1778, comme sujet de prix à décerner en 1785, la question suivante : *Quelles sont, parmi les maladies soit aiguës soit chroniques celles qu'on doit regarder comme vraiment contagieuses, par quels moyens ces maladies se communiquent d'un individu à un autre*, etc.

altération primitive des solides, car un vice des humeurs exclurait toute possibilité de maladie locale ; les liquides ne sont modifiés qu'en second lieu.

M. Peffault de la Tour protesta contre ces propositions et en prouva la fausseté par raison démonstrative :

« Le chyle est le germe du sang ;…. celui-ci l'est de toutes les autres humeurs et…. si le chyle est vicié par quelque cause que ce soit… le sang le sera nécessairement. De même si le sang tombe en dépravation, les autres humeurs tiendront de leur source : donc les maladies résident dans les fluides puisqu'ils sont sujets à tomber en dépravation… Indépendamment que tous les points du tissu de nos solides soient affectés dans le cas où les humeurs sont en dyscrasie, il ne s'ensuit pas qu'ils doivent l'être tous avec la même force.. quand même les fluides dépendraient de l'état des solides ils n'en seraient pas pour cela à l'abri des dépravations (1). » Et à une réplique de Le Cat, M. de la Tour répondit catégoriquement :

« Considérons le corps humain physiquement : qu'y voyons-nous ? Des solides et des fluides dont les fonctions, quoique différentes, sont dans une mutuelle et essentielle dépendance pour coopérer toutes ensemble à la conservation de la vie et de la santé. Des différentes manières d'être de chacune de ces parties prises dans l'état naturel, dépendent les différents tempéraments, et dans l'état contre nature les différentes maladies (2).»

En l'année 1756, de la Tour écrivit une réfutation du système de Sauvage, qui faisait de l'âme la cause des mouvements du cœur. Notre homme observa, avec Aristote, que « le mouvement est le propre unique de la matière », car l'âme, « substance simple, inaltérable

(1) *Journal de médecine*, avril 1755, pp. 233-240.
(2) *Journal de médecine*, décembre 1755, p. 415.

ou pour mieux dire indestructible, n'étant point matière, incapable par conséquent de produire par elle-même aucun mouvement qui, de quelque espèce qu'il soit, ne peut s'opérer que par le contact ou choc mutuel des corps », ne saurait être « véritablement le principe essentiel des mouvements de son corps ».

Toutes ces idées par lui ressassées en d'innombrables brouillons, en mille projets de mémoires, Peffault de la Tour voulut les condenser en un livre, *l'Homme et ses maux* ou *Réflexions physiques, métaphysiques et morales sur l'homme et ses maux, particulièrement sur l'épidémie en général, suivies de plusieurs observations de médecine pratique, de dissertations sur la maladie des nouveau-nés, sur l'inoculation de la petite vérole, sur une méthode éprouvée constamment avec le plus grand succès depuis plusieurs années qui supplée au lait des nourrices et enfin la recette d'un remède qui préserve de la rage non seulement ceux qui ont été mordus, mais qui guérit encore ceux qui ont le malheur d'en être atteints*, avec une épître dédicatoire à M<sup>me</sup> Necker. Je pense que c'est ce manuscrit qu'il proposa au libraire Mame, de Tours, lequel s'en débarrassa poliment en lui faisant remarquer que « ce pays n'abonde point en connaisseurs, d'ailleurs les livres de médecine sont presque toujours un fonds à charge aux libraires ; si vous voulez en faire la dépense, vous pourriez en trouver le débit en l'envoyant à Paris » (1). Mais M. Peffault n'était pas riche, et sa pauvreté nous épargna une édition de *l'Homme et ses maux*.

La Révolution trouva Peffault de la Tour attristé par des deuils et tourmenté par des procès ! Un de ses fils, établi depuis dix-sept ans à Saint-Domingue et maire de la paroisse du Dondon, fut massacré par les

----

(1) Lettre du 27 avril 1779.

nègres révoltés, laissant une veuve et des orphelins. En
1792-93, la situation pécuniaire du médecin, déjà
peu brillante, surtout après ces catastrophes qui le
forçaient de venir en aide à ses petits-fils, s'aggravait
de démêlés juridiques avec son beau-frère Joseph-Charles
Jameron du Motté, au sujet de l'héritage de ses beaux-
parents. Les événements avaient suspendu le paiement
de sa pension, comme l'atteste cette réclamation par
lui présentée :

> Citoyen président,
>
> Nous sommes cinq collègues dans la commune de la
> Flèche, département de la Sarthe, qui sommes pensionnés de
> la ci-devant école militaire, nous avons envoié toutes les
> pièces qui nous ont été demandées pour en toucher le paie-
> ment, cependant voilà deux ans expirés que nous n'avons
> rien touché et ce qui te paroîtra sans doute étonnant c'est
> qu'on nous fasse paier notre contribution mobiliaire sur cet
> objet : tu es juste, citoyen président, ainsi que tes dignes col-
> lègues. C'est sur cet espoir que nous sommes convaincus
> que tu vas faire disparaître une pareille inconséquence de
> la sagesse de tes décrets, que nous n'avons pas puisé en
> vain à la source de ta sagesse, de la droiture de ton âme et
> de tes lumières, nous sommes avec la plus inviolable frater-
> nité tes frères et concytoyens ; qu'en conséquence tu vas
> donner des ordres pour qu'on nous paie incessamment
> 11 sols un denier par jour.

Peffault faillit même être emprisonné, sur la dénon-
ciation de l'ex-curé Milscent ; ses relations antérieures
avec les ci-devant nobles, ses opinions catholiques,
étaient déjà d'assez graves méfaits, mais il fut de plus
accusé d'avoir pris la cocarde blanche, le jour de la
Saint-Jean, quand les royalistes avaient envahi la Flèche ; heureusement le citoyen Picouleau, coutelier, l'un
de ses juges, en avait fait autant pour sa sûreté, et
Peffault échappa pour cette fois à la détention (1).

_______________

(1) De Montzey, *Hist. de la Flèche*, t. III, p. 52.

Son fils, Dominique-René-Louis, médecin à Saumur, n'eut pas la même chance et fut incarcéré comme suspect le 3 octobre 1793, conduit à Doué avec les détenus angevins et libéré seulement en frimaire an II.

Le docteur Dominique Peffault de la Tour s'éteignit à La Flèche le 10 janvier 1811. Il passa ses dernières années à rédiger des diatribes politico-théologico-morales, des maximes philosophiques, des réflexions contre le divorce et des conseils à Bonaparte ; il foudroyait en vers français les athées et les régicides, et trouvait que tout allait de mal en pis :

> Si Rome eut ses Brutus la France a ses brutaux,
> Ce royaume aujourd'hui n'a pas d'autres héros.

La poésie nationale, comme on le voit, ne perdit rien à sa disparition (1).

---

(1) Peffault de la Tour eut une fille et trois fils (Célestin Port n'en cite que deux). L'*un*, colon à St-Domingue, périt dans la révolte des noirs. — L'autre, *Dominique-René-Louis*, né à Beaufort, en-Vallée, fut reçu docteur en médecine de la Faculté d'Angers le 17 novembre 1767 (Thèse sur l'emploi des sangsues dans le traitement de la goutte), s'établit à Saumur, où il se maria en 1770. Vers cette époque, de concert avec ses collègues, les D<sup>rs</sup> René Cosnard, Bergeolle, Charles Normand, Antoine Poullain, il demanda au chancelier l'érection de leur groupe en Collège de médecins, avec les avantages y attachés. Officier municipal de Saumur en 1791 il fut arrêté en 1793 comme suspect, et libéré plus tard sur la réclamation du maire et de la municipalité de Saumur (21 frimaire au II). Il a publié un *Précis sur l'inoculation de la petite vérole*. Saumur, Degouyaîné, Angers, Mame, 43 pp. in-8°, an VI. — A la mort de son frère, il demanda que ses deux fils, volontaires au bataillon de Maine-et-Loire, fussent placés dans le corps d'expédition de St-Domingue, pour y recueillir quelques débris de la fortune de leur oncle.

Un autre fils de Dominique Peffault, *Joseph-Julien* Peffault de la Tour, né à Beaufort le 27 janvier 1752, entra dans les ordres. Tonsuré à 14 ans par Jacques de Grasse, évêque d'Angers, il fut reçu dans la Congrégation des chanoines réguliers de St-Augustin (Génovéfains) le 21 décembre 1771 par l'archevêque de Paris, Christophe de Beaumont. L'évêque de Lisieux, J.-M. de Caritat de Condorcet, lui donna le bénéfice de Ste-Barbe-en-Auge, le 17 mars 1773, et Jacques de Grasse lui conféra le diaconat le 2 avril 1774. Ordonné le 1<sup>er</sup> juin 1776 par Ch. de Broglie, évêque de Noyon (1784), Il avait passé par la paroisse de Corneville au diocèse de Rouen

## Œuvres de Peffault dó la Tour.

Outre les manuscrits et mémoires précités, on peut mentionner :

1º *Réflexions critiques sur un Mémoire de M. Le Cat.* (Signé : Peffault de la Tour, médecin à Beaufort en Anjou, le 1ᵉʳ février 1755. (*Journal de médecine, chirurgie, pharmacie*, d'avril 1755, t. II, pp. 233-240. — C'est une réponse à un mémoire de Le Cat inséré dans le *Journal de médecine* d'octobre et novembre 1754. — Le Cat répliqua par une *Réponse aux réflexions critiques de M. Peffault de la Tour insérées dans le Recueil d'avril dernier*, dans le *Journal de médecine*, de juin 1755, pp. 387-391.)

2º *Réplique de M. Peffault de la Tour, docteur en médecine, à la réponse de M. Le Cat insérée dans le Recueil du mois de juin 1755 sur la Herpe.* — De Beaufort en Anjou, le 29 septembre 1755. *Journal de médecine* de novembre 1755, t. III, pp. 361-370, et de décembre 1755, pp. 403-415.

3º *Sur un homme d'une grosseur extraordinaire et guéri particulièrement par les épispastiques*, par

---

(1778) et le prieuré-cure de St-Martin-de-Villequier ; le 11 mai 1801, le vicaire général d'Angers, M. Choe, le nomma desservant du prieuré-cure de Beaufort, mais le nouvel évêque, Charles Montault, le trouva trop excentrique et lui retira ce poste. L'abbé se vengea en emportant avec lui toutes les clefs de l'église, du clocher et de la sacristie. L'évêque du Mans, de Pidoll, l'autorisa à rester près des siens, à La Flèche, paroisse Ste-Colombe. Il mourut à La Flèche le 11 mars 1837 et fut inhumé dans le cimetière de cette ville (Célestin Port). — Cet abbé était un original, et métromane : il a laissé d'énormes liasses de sermons et de prônes mêlés de sonnets et de bouts-rimés tous plus mauvais les uns que les autres, et il entrelarde de vers l'ordre des offices et la liste de ses messes ; il mettait les droits de l'homme en vers français, fulminait des prophéties, rédigeait un catéchisme catholico-philosophique par demandes et réponses, entassait dans une foule d'écrits bizarres des métaphores saugrenues, comme on peut le voir dans ses manuscrits conservés dans le cabinet de M. Brière, au Mans.

M. Peffault de la Tour, docteur en médecine à Beaufort en Anjou. — *Journal de médecine* de juin 1757, pp. 422-427, t. VI.

4° *Lettre adressée à M. Sauvage sur son système au sujet de la puissance du cœur*, par le sieur Peffault de la Tour, docteur médecin de la Faculté de Montpellier, à Beaufort en Anjou, le 1er juillet 1756. — *Mercure de France*, octobre 1756, 2e vol., pp. 153-167.

# Une polémique de Guy Patin. — Les idées de Maître Jean Bineteau.

En l'an de grâce 1651 il n'était point dans tout Paris de savant plus convaincu de la pure et vraie doctrine hippocratique que maître Jean Bineteau, médecin ; mais tout en révérant le vieillard de Cos, le « divin bonhomme » comme il l'appelle, notre docteur se croyait tenu de marcher avec son temps et d'être homme de progrès : c'est pourquoi il ne dédaignait pas, à l'occasion, de prescrire l'antimoine et riait fort des routiniers qui décriaient de parti pris un médicament si précieux, à l'exemple de Guy Patin, alors doyen de la Faculté de médecine. Certain jour, — c'était le 29 septembre 1651, — Bineteau fit cette gageure que les plus enragés adversaires de l'antimoine poussaient la mauvaise foi jusqu'à ordonner, mais en cachette, du vin émétique à des personnes de condition, afin de se glorifier ensuite du succès obtenu au plus grand profit de leurs théories. Patin était-il présent, ou ce propos lui vint-il aux oreilles ? Toujours est-il que, prenant sa bonne plume, il écrivit à son contradicteur l'épître suivante :

*A Monsieur, Monsieur Bineteau, médecin à Paris.*

Monsieur,

Ce petit mot n'est que pour vous advertir de ne point faire la gageure que vous fûtes hier tout prest de faire sur l'antimoine, veu que si vous la faites vous ne sçauriez manquer de perdre en meme temps : je sçay trop bien ce que c'est que l'antimoine ; j'entends, Dieu mercy, et mes bons Maîtres qui m'ont fait l'honneur de m'instruire autrefois, si bien sa venenosité que je suis fort éloigné de l'advis de ceux qui en abusent tous les jours, *summâ certâque œgrorum pernicie ;* de cent qui en prennent il n'en réchappe pas quatre, qui est un certain indice qu'il est poison ; joint même que ceux qui se veulent rendre recômendables dans l'esprit du peuple en disant qu'ils s en servent n'en prennent jamais pour eux ; ils ne sont pas si sots. Il y a bien d'autres raisons que vous pouvez treuver dans les bons livres, si déjà vous ne le scavez ; c'est pourquoy ne gagez point que j'en ay donné et vous meme n'en donnez jamais, *ne pro medico carnifice agas, quod passim faciunt impostores et tortores quidam publici in necandis hominibus exercitatissimi, et quibus hominem ad imaginem Dei formatum et animâ immortali donatum occidisse ludus est.* J'ay tant de bonnes choses à dire contre l'antimoine que *disertus esse possem si contra illud dicerem.* Mais peut estre que vous le sçavez aussi bien que moi et que ce qu'en avez dit n'a point été tout de bon : souvenez-vous seulement qu'un bon chymiste et medecin antimonial ne peut être qu'un méchant homme et indigne aussi bien qu'incapable de penetrer dans la science d'une sainte et vraye methode. Au reste je vous prie d'excuser la hardiesse que je prends de vous écrire : prenez s'il vous plaist en bonne part ma franchise et ma liberté et croyez que je suis de volonté, de cœur et d'affection, Monsieur,

Votre très humble et obéissant serviteur.

GUY PATIN,
*docteur en médecine et Doyen de la Faculté.*

De Paris, 30 septembre 1651 (1).

Maître Jean Bineteau ne fut que médiocrement flatté de s'entendre traiter avec tant de politesse de « méchant

(1) Le livre de la *Seignée réformée*, dans lequel est enfouie cette lettre de Guy Patin, étant rare et peu connu, nous croyons pouvoir la reproduire *in extenso*.

homme et indigne » ; aussi s'installa-t-il à sa table
pour rédiger cette réplique bien sentie.

*A Monsieur, Monsieur Patin, doyen de la Faculté de
médecine de Paris.*

Monsieur,

Loin de treuver mauvais, je me sens vôtre obligé de
l'honneur que vous m'avez fait de m'écrire touchant la
gageure que je voulois mettre à votre sujet sur la parole
d'un honneste homme. Je défère trop au rang que vous
tenez dans la Faculté de Paris pour me fàcher de ce que
vous m'avez mandé contre l'antimoine. Il y a longtemps
que je scay que vous le combatez sans l'abattre par écrits,
thèses et paroles. Je n'ay pas assez de vanité ny de présomp-
tion pour entrer en lice avec vous dont l'éloquence et
l'affluence des beaux mots ravissent vos auditeurs : si
neantmoins les franchises et les civilitez avec lesquelles
vous me traitez me permettent de vous repondre, je vous
diray que *plures imperitos ac imparatos aggredi ac vin-
cere aliquando facile est ; unum vero peritum ac paratum
difficile.* J'ay eu l'honneur d'apprendre une partie de ma
science dans vôtre honorable Faculté dont je cheris et
revere les doctes maîtres ; si j'eusse eu six ou sept mille
francs à perdre, peut-estre que j'eusse pris mes licences et
le bonnet chez vous ; j'ay autant aimé les prendre ailleurs,
asseuré que je suis que l'habit ne fait pas le moine et qu'il
y a autant de lettres et plus d'effects en *doctus* qu'en *doctor.*
Je croy que si vous aviez fait l'anatomie analytique des
métaux et minéraux vous auriez remarqué qu'ils sont
composez d'atomes ou petites parties dont aucunes sont
bénignes et douces, les autres âcres et malignes ; celles-cy
sont facilement séparées de celles-là par le feu et l'art, *ut
cuilibet experto notum est ;* les bénignes restantes peuvent et
doivent estre pratiquées dans la véritable médecine... Votre
proposition ne vaut rien qu'un bon chymiste et médecin
antimonial ne peut estre qu'un méchant homme et que ceux
qui usent de l'antimoine sont plutôt *carnifices quam
medici.* Je m'étonne que vous ayez avancé cela puisqu'il
est vray que *carnificum est, imo tortorum, neque vero*

*medicorum, sanguinem mittere humanum, ac toties profundere,* et non pas aux médecins galénochymistes qui tous les jours guérissent des malades que les autres abandonnent après les avoir mis à l'extrémité de leur vie. Vous pourrez voir la preuve de ma proposition à votre porte dans la rue Saint-Germain chez une fille léthargique âgée de 14 ans, abandonnée par trois de vos plus fameux et mieux huppez confrères, laquelle j'ay mise sur pied en neuf jours *ope Dei et vini emetici.* Et pour vous informer plus amplement des douces et merveilleuses opérations de l'antimoine aux maladies, quand il vous plaira je vous enverrez une liste de plus de 3oo malades à qui j'en ay donné depuis trois ans tant en vin, sirop que poudres émétiques et non émétiques, où vous serez étonné d'apprendre que presque pas un n'est encore mort, àqui j'en aye donné, et que plus de 2go extrêmement malades ayent été sauvez de la mort et du mal en si peu de temps que cela est incroyable, si les personnes qui en ont pris n'étoient encor vivantes, qui vous en asseureront... *Divinum est remedium, quod sanat tuto, cito et jucunde.* Ainsi, Monsieur, permettez-moi de conclure pour l'antimoine à qui la meilleure partie de votre Faculté fait la cour, sans vous apporter les autoritez d'un million de très excellents et véritables médecins que le louent, le révèrent et le mettent en pratique, et de vous asseurer que je seray toujours ravi de l'honneur que vous me ferez d'écrire sur ce sujet et de m'employer à vous rendre service à quoy je me porteray avec autant de cœur et d'affection que je suis, Monsieur, etc.

A Paris, ce 1er octobre 1651.

Cette réponse parvint dès le lendemain matin, 2 octobre, à Guy Patin, « par une personne de condition » — et, dit Bineteau, « elle choqua tellement mon adversaire qu'au lieu de m'écrire comme il avoit commencé il se mit sur les invectives et mépris, *ne iterum in aciem descenderet et rueret* ». Bineteau, qui ne l'apprit que plus tard, attendait toujours une nouvelle épître de l'irascible Patin, et ne voyant rien venir, il aiguisa sa plume et lui manda :

Monsieur,

L'honneur que vous m'aviez fait de m'écrire une fois et de me donner de bons advertissements sur l'usage de l'antimoine et de la chymie me faisoit espérer une seconde Lettre de votre part, qui peût éclaircir les ténèbres où j'étois... Mais je ne sçay d'où vient que les pointes de votre plume et de votre esprit sont émoussez en si peu de temps sur ce sujet ; vous promettiez d'être disert en parlant contre l'antimoine et vous êtes muet.

Je tiendray toutefois et quantes qu'il vous plaira son party et celuy de la chymie, et si vous faites effort pour me prouver que les grands saigneurs ne sont pas plutôt *carnifices quam medici*, sans me peiner je vous répondray si bien que *videbor Demosthene facundior, Cicerone facundior, Fernelio disertior*. J'ay ouy parler du pouvoir de votre langue et de vos beaux discours, mais j'ay appris que vous êtes encor plus grand saigneur que discoureur, et tout au contraire du proverbe qui dit *plures occidit gula quam gladius tu vero plures gladio quam gula enecas, et quamvis gula lingaàque multam possis, gladiolo tamen magis potes.* Mon humeur n'est pas de faire tant de bruit après les malades ny de les traitter tous de mesme façon et avec un seul médicament ; je leur en tiens plus aucune fois que je ne leur en promets et je ne me contente pas d'entretenir leur esprit de discours seulement pendant que le mal mine leur corps ; je combas et j'abbas leurs douleurs et leurs maladies : *non verbis solum, sed rebus et factis.* Vous m'obligerez, M., si de nouveau vous me faites la faveur de mettre la main à la plume pour me donner de bonnes et utiles instructions et me prouver que l'on ne doit se servir que de saignées, de son et de senné pour traitter et guérir toutes sortes de maladies en toutes personnes. Je prendray tout ce qui viendra de vous en très bonne part pour en profiter et je ne recevray vos advis avec autant d'affection et de cœur que je vous prie de me croire, Monsieur, votre très humble et très obéissant serviteur.

J. Bineteau, *Médecin.*

A Paris, ce 8 octobre 1651.

Guy Patin envoya au diable ce très humble et très obéissant serviteur, ainsi que le porteur de la lettre, en criant qu'aussitôt qu'il en aurait le loisir il écrirait et sévirait de tout son pouvoir contre la chimie et l'antimoine.

Et il ne s'en priva point, car l'année 1652 ne s'était pas écoulée qu'il faisait chasser de la Faculté Jean Chartier, docteur régent, coupable d'avoir publié en faveur de l'antimoine *la Science du plomb sacré des sages.*

Quant à Bineteau, il se sentait fort à l'abri de pareilles mésaventures, n'étant point docteur de l'Ecole de Paris où il avait seulement commencé ses études, et il n'alla point au diable, en dépit du conseil de Guy Patin, mais seulement, je pense, à La Flèche ; c'est là qu'il publia quatre ans plus tard un petit livre intitulé : « *La Seignée reformée, ses abus, son mauvais et trop frequent usage corrigé par quantité de raisons naturelles et d'autoritez d'Hipocrate et de Galen,* dédié à M. de Langlée par M⁰ I. Bineteau, conseiller et médecin ordinaire du Roy. — A La Flèche, par Gervais Laboe, 1656. Et se vend à Paris chez Iean Hesnault, Libraire iuré, ruë S. Iacques, à l'Image S. Raphaël (1). » Dans ces pages, Bineteau ne reste plus sur la défensive, il attaque, il stigmatise à son tour les abus de la saignée dont Guy Patin est un des plus effrénés partisans, et démontre par les faits et par la théorie que « si on laissoit faire la nature, elle termineroit mieux toute seule [les] maladies qu'elle ne fait à

----

(1) Ce petit livre, de 24-212 p., de format 13 $\times$ 9, est embelli de lettres ornées. Il est devenu rarissime. M. Séb. de la Bouillerie en fait mention à la p. 27 de son *Histoire de l'imprimerie à La Flèche.* Mamers, 1896. — L'exemplaire qu'en possédait Camille Falconet passa après sa mort à la Bibliothèque du Roi. Il figure sous le n° 7.592 dans le *Catalogue de la Bibliothèque de M. Falconet,* médecin consultant du Roi..... Paris, 1763, t. II, p. 412.

l'aide des seignées, puisque vous ôtez les forces à de pauvres malades qui desja en ont disette et qui d'ordinaire ne sont tombez que manque de vigueur (1) ». — « Pour estre le plus grand Docteur et le plus en vogue il faut estre le plus grand saigneur, » (2) et ne pas s'embarrasser du résultat ; car les meurtres des « lancetiers » sont innombrables, et Bineteau cite le cas d'un enfant infirme, malade, chétif, auquel on eût donné quatre ans et qui en avait dix, mort sous ses yeux en 1651 victime des phlébotomistes.

« L'enfant avoit été déjà saigné plus de cent fois au raport des chirurgiens par l'ordonnance des premiers médecins de la Faculté de Paris. *O scelus !* » (3)

« On a eu fort bonne raison, dit-il plus loin, de bien fonder les Incurables, car nous voyons à présent une si grande quantité de ces sortes de malades par le fréquent usage de la seignée que mille fondations pareilles à celle des incurables ne suffiroient pas à Paris pour les entretenir. Je voy que l'on fait tirer du sang à tous momens sans precaution ny preparation dans toutes sortes de maladies. Que les malades ne sauroient se remettre sur pied ny reprendre leurs forces commenceans à guérir (4). »

... « Or, loin de vouloir détruire la seignée, je la mets fort souvent en usage, je la loue sans cesse et je l'établis fermement, sinon pour nécessaire absolument, à tout le moins pour être quelquefois utile et commode : mais je soutiens hardiment qu'elle doit être plus rarement pratiquée, avec plus d'ordre et de précaution, non pas à tous également, ny en tout âge, ny en tout temps, ny en tous lieux, ny en toutes occasions, ny en toutes maladies indifferemment et sans scrupule (5). »

---

(1) P. 117.
(2) P. 183.
(3) P. 169.
(4) P. 15.
(5) P. 27.

*Ægrotos sanat si prudens sectio venæ,*
*Ægrotos jugulat si male facta fuit.*

Il ne s'agit là que de son expérience personnelle ; mais Bineteau, pour la corroborer, va retourner contre ces « *sangsues* », ces phlébotomistes à outrance, l'autorité du père de la médecine tant invoquée par eux : « Hippocrate a une ou deux fois ordonné la saignée et Galien l'a pratiquée dans quelques maladies ; mais je deffie tous les grands saigneurs de me citer un seul passage dans ces autheurs où la saignée ait été réitérée cinq ou six fois dans un même mal et au même malade. Or dans quelque maladie violente qu'ils ayent ordonné l'ouverture des venes, ils ont tant apporté de précautions qu'elles nous montrent assez que ces Pères de la Médecine n'ont pratiqué que fort rarement la saignée (1). »

Enfin l'auteur développe compendieusement tous les arguments que l'on peut tirer de l'anatomie et de la physiologie. La saignée ne saurait, à son avis, modifier efficacement les quatre humeurs de l'organisme (le sang chaud et humide, la bile chaude et sèche, la pituite froide et humide, la mélancolie froide et sèche), lorsqu'elles deviennent morbifiques. Autant il est logique de traiter une intempérie chaude et sèche par les rafraîchissants et les humectants, et ainsi de suite (*contraria contrariis curantur*), autant il est absurde de prétendre agir par la saignée sur les qualités élémentaires des humeurs. On peut à la rigueur la préconiser dans la pléthore de sang pur ; mais en dehors de cette indication, il n'y faut point songer. — Dans les maladies causées par la pituite, « sang crud et non encore parfaitement élaboré », la saignée « augmentera la crudité du phlegme en débilitant la chaleur naturelle par la perte de ses esprits et de ses forces » qui eussent

______

(1) Préface.

aisément changé cette pituite crue en une humeur
« louablement cuite ». — Dans les affections bilieuses,
l'évacuation sanguine est aussi néfaste, le sang tempé-
rant par son humidité la chaleur et sécheresse de l'humeur cholérique. — Enfin, dans les accidents dus à la
mélancholie, humeur froide et sèche, n'est-il pas insensé de tirer le sang, qui, par ses qualités opposées,
en aurait neutralisé la maligne action? — Le dogme de
la saignée est fondé sur une erreur qui consiste à faire
d'une altération du sang le principe de toutes les maladies, alors qu'une bonne évacuation des premières voies
ou des dernières par un remède émétique ou cathar-
tique peut guérir les maux causés en ces lieux par un
amas d'impuretés, et si le sang est vicié, la saignée,
qui soutire pêle-mêle le bon et le mauvais, fait autant
de mal que de bien. Si l'on ne voit plus aujourd'hui
dans les maladies ces crises énergiques et favorables,
c'est que la nature affaiblie par la phlébotomie n'est
plus capable d'un effort curateur.

N'est-ce pas d'ailleurs méconnaître la physiologie
que de prétendre faire de la céphalique ou de la saphène
l'émonctoire de l'organisme, alors que chaque appareil
a son système excréteur propre? Ne sait-on pas que le
foie décharge ses excréments dans la rate, la vésicule
du fiel et dans les glandes des aines; le cerveau dans
les fosses nasales et les parotides; le cœur et les poumons dans les glandes de l'aisselle? Le mésentère n'est-
il pas, comme Fernel le pensait, « le réceptacle et la
sentine des mauvaises humeurs »? Bien fou qui prétend
qu'une saignée peut dégorger le mésentère!

Et M⁰ Bineteau termine en donnant à ses contemporains cet excellent conseil : « Le plus grand secret et le
meilleur remède que je puisse vous donner pour vivre
longtemps et presque sans aucune incommodité, c'est
de n'user jamais de médicamens ni de saignées (1). »

(1) P. 173.

Dans une préface datée de La Flèche (5 juillet 1656), notre auteur avait dédié son livre à « M. de Langlée, Conseiller d'Etat ordinaire, maréchal général des logis des camps et armées du roi », qui était sans doute son protecteur, à en juger par ses propos :

La grande compassion et affection que vous portez aux François vous a fait souvent dire ces belles paroles : Je voudrois trouver le moyen de faire marcher les troupes par l'air afin de soulager la terre. Que si les François par vos ordres ne se plaignent pas du désordre de gens de guerre, ceux-cy par votre pourvoyance sont contents des logements que vous leur donnez et y treuvent de quoy subsister. Votre esprit merveilleux qui sçait tous les ponts et passages de rivières, qui connoît les climats et la situation des lieux propres à nourrir la Cavalerie ou l'Infanterie est cause qu'on n'a veu aucun soldat périr ez lieux où vous l'aviez envoyé. Or, si toutes les Provinces de la France vous sont infiniment obligées de tant de soins et d'une si bonne conduite, quelles obligations entr'autres ne vous ont point la Touraine, l'Anjou et le Maine qui sans un soin particulier que vous en avez pris estoient à la veille d'une ruine totale durant le siège d'Angers (1), la guerre des Princes et beaucoup d'autres rencontres. De ma part je vous suis encore bien plus redevable et ne pouvant m'en revancher que par mon art que j'emploiray volontiers toute ma vie à la conservation de la vôtre et de vôtre famille.

M. Bineteau était ce jour-là en veine de compliments : il en ajouta d'autres à l'adresse de ses confrères du Mans.

« Clarissimis viris, doctissimis Medicis, peritissimisque Practicis Cenomanentibus D. Dominis du Cleray, du Chesnay, de la Martinière, etc.

---

(1) Il s'agit des guerres de la Fronde (1649-1652). En 1652, Angers qu'occupait le duc de Rohan tenait pour la Fronde. Louis XIV et le Maréchal d'Hocquincourt firent capituler la place le 1er mars 1652.

« Saint Augustin disait que ses vœux les plus chers eussent été de voir le Christ vivant, saint Paul prêchant, les empereurs romains triomphants. Et moi médecin j'eusse désiré, si possible, voir le divin Hippocrate visiter et guérir les malades, entendre le très docte Galien professer l'art médical, accompagner le très habile Avicenne dans la confection de ses remèdes, beau rêve, certes, et digne d'un meilleur esprit que le mien, si Dieu m'avait donné de le réaliser. Mais comme il ne l'a accordé et ne l'accordera à personne, je me réjouis du seul bonheur de voir en vous, hommes très illustres, presque tous les avantages que j'attendais de ces trois pères de la médecine. » Et il finit en déclarant que grâce à eux la médecine mancelle brille d'un éclat aussi vif, sinon plus, que la médecine parisienne, car l'École de Paris est infestée de partisans de la saignée. Ayant ainsi harangué MM. du Cleray, du Chesnay et de la Martinière en prose latine, en vers latins, Bineteau leur donne un dernier échantillon de ses talents poétiques dans les strophes suivantes, où sa verve se retourne non plus contre les médecins phlébotomistes, mais contre les chirurgiens, exécuteurs ordinaires de leur thérapeutique :

### Sur la Saignée.

#### QUATRAINS

Va, mon petit Livret, va par tout enseigner
La lôgue vie à ceux qui sont encor sur terre.
Fais aux plus grands abus une mortelle guerre
Dis, mais dis hardiment que l'on fait trop saigner.
Par mille authoritez du très sçauant Galien
Tu guériras un mal qui nous tue et nous flatte.
Fais voir aux grands Seigneurs par le docte Hippocrate
Que leur routine est fausse et qu'elle ne vaut rien.
Mais j'entends croasser un million de corbeaux
Se plaignans que je veux ravir leur nourriture

Et trop bien nettoyer une orde pourriture
Où se sont engendrez cent mille vermisseaux (1).
Criez et clabaudez, je suivray mon chemin
Abbayez sans cesser la clarté de la lune (2).
Je sçay que ma doctrine est pour vous importune,
Mais j'ai le droit pour guide et la santé pour fin (3).

---

(1) Corbeaux, vermisseaux, ce sont les chirurgiens,

(2) Autre adresse aux barbiers chirurgiens.

(3) Jean Bineteau laissa sans doute des descendants à la Flèche. Je dois à l'obligeance de M. l'abbé Louis Calendini les signalements suivants :

Pierre Bineteau, docteur en médecine, âgé de 50 ans, fut inhumé le 26 août 1710 au grand cimetière de la Flèche.

Julien Bineteau, sieur des Brosses, docteur en médecine, conseiller du roi, mort avant 1722, épousa Renée Le Breton ; sa fille, Catherine, s'unit le 7 novembre 1712 à Claude Jarry, sieur des Chambrons, veuf de Françoise Moyré.

Un autre Julien Bineteau, docteur en médecine, demeurant à S. Thomas de la Flèche en 1753 et 1757, épousa Elisabeth Regnault. De ce mariage sont issus :

A. Joseph Charles Bineteau, bourgeois au Lude en 1757, qui épouse, le 8 octobre 1753, devant Mᵉ Bineteau, religieux carme, au Lude, Perrine Magdeleine Saully, fille de Pierre Saully, avocat au siège de Beaugé, et de Perrine Desbois. De ce mariage naquit Madeleine-Elisabeth Bineteau (20 juillet 1757 ; baptisée au Lude le 21).

B. Claude Bineteau des Brosses, officier de cavalerie au régiment des Cars.

C. Elisabeth-Anne-Jacquine Bineteau, demeurant à la Flèche en 1753. Elle épousa au Lude, le 26 février 1759, Jean-René Moulin, bourgeois (contrat du 25 février 1759 devant Brisset, notaire au Lude).

Un Denis-Claude Bineteau était vicaire à la Flèche au milieu du xviiiᵉ siècle.

# ERRATA ET ADDITIONS

### I. Jean de l'Epine.

P. 4. — Jean de l'Epine, en écrivant son almanach, ne fit que
se conformer à la saine doctrine hippocratique des jours critiques.
« Il ne faut pas soigner à une date quelconque, les conjonctions
astrales exerçant une influence heureuse ou néfaste sur cette
opération. Tous les barbiers possèdent des almanachs indiquant
les dates où la saignée est particulièrement favorable et celles où
elle exposerait à des accidents. » (C. A. E. Wickersheimer, *La
médecine et les médecins en France à l'époque de la Renaissance*,
Paris, 1905, p. 421.) — « Certains jours étaient plus particulièrement recommandés... pour la saignée et on avait dressé de véritables tables saisonnières dont nous avons trouvé un exemple dans
l'*Empiric charitable* de la Martinière (1667). » (P. E. Le Maguet,
*Le monde médical parisien sous le Grand Roi*, Mâcon, 1899,
p. 282). — On voit que l'Almanach de de l'Epine est un des plus
anciens exemplaires de ces tables saisonnières.

« Ce petit volume oblong de 95 mm. de long sur 66 de large fut
exhumé en 1856 d'une cheminée où vraisemblablement il avait été
enfermé au moment de la construction, » écrit Déan Laporte
(*Notice s. la bibl. communale de la ville du Mans, in* Bull. de la
Soc. d'Agric., Sc. et Arts de la Sarthe, 2ᵉ série, t. XXXII,
1905-06, 1ᵉʳ fascicule, p. 182).

### IV. B. Dieuxivoye.

P. 49, note 2. — Pierre Dieuxivoye, époux de Marie Graffart,
en eut au Mans, en 1654, une fille, Marie Dieuxivoye, qui épousa
Jacques Bouteiller, bailli de Touvoie; une autre fille de Pierre
D., Anne Dieuxivoye, épousa au Mans, en 1664, François de Cham-
plais, écuyer, fils de... Champlais de la Masserie et de Marie de
Bastard. (Note de l'abbé Esnault.)

P. 64, ligne 20. — Ce manuscrit anonyme, conservé à la Bibliothèque de la Faculté de Médecine de Paris, est un abrégé des Com-

mentaires et s'arrête à 1676. Il porte pour titre : *Rerum memora-
bilium quæ continentur in omnibus commentariis Facultatis
medicinæ Parisiensis ab anno 1326 exscriptus,* in-f°. Porte aussi
le nom de *Synopsis*. Attribué par Franklin à Pajon de Moncets ;
par Corlieu, plus probablement à B. Dieuxivoye. (Voy. *Rech. s.
la bibl. de la Fac. de Méd. de Paris,* par A. Franklin, Paris,
1864, pp. 133-134, et *L'Ancienne Fac. de Méd. de Paris,* par A.
Corlieu, Paris, 1877, pp. 158-159.)

D'après Chéreau (*Nécrologe médical* des anc. paroisses de Paris, *in* Mss. du fonds Chereau conservés à la Bibliothèque Lepelletier de S. Fargeau (ci-devant Carnavalet), n° 452 du Catalogue
dressé par F. Bournon) :

Bertin Dieuxivoye épousa Catherine Le Febvre dont il eut :

1° Catherine, baptisée le 12 avril 1653 en l'église St-Paul ;

2° Jeanne, bapt. le 8 mai 1654 à St-Paul ;

3° Louise-Françoise, bapt. le 4 octobre 1655 ;

4° Elisabeth, bapt. le 17 septembre 1656 ;

5° Marie-Madeleine, bapt. le 23 octobre 1658 ;

6° Paul-Philippe, bapt. le 5 octobre 1659 ;

7° Françoise-Julie, bapt. le 29 mars 1661 ;

8° Paul-Philippe, bapt. le 7 juillet 1663 ;

9° Etienne, bapt. le 11 janvier 1665 ;

10° Catherine,
11° Marie-Anne-Catherine, } baptisées le 22 décembre 1666, toujours à St-Paul, comme les pré-
cédents.

Chéreau ne cite point Bertin-Simon Dieuxivoye au nombre des
enfants de B. Dieuxivoye.

## V. La Fontaine et les médecins.

Sur Talbor et les origines du quinquina, voy. *Comment se soi-
gnaient nos pères, Remèdes d'autrefois,* par le D* Cabanès, Paris,
1905, in-18, chap. VI.

Sur Nicolas de Blégny, voyez une étude très détaillée in *Essai
sur les origines du journalisme médical français, suivi de sa
bibliographie,* par le D* A. Chéreau, Paris, 1867, 40 pp. in-8°, et
*Le monde médical parisien sous le Grand Roi,* par P. E. Le
Maguet, Mâcon, 1899, pp. 430-433.

## VI. Louis Morin.

P. 94, note : Morin est mentionné le 20 juin 1704 comme médecin ordinaire de l'Hôtel-Dieu (*Délib. de l'ancien bureau de l'Hôtel-Dieu*, t. I, p. 254, *in* Collect. de docum. p. servir à l'hist. des hôpitaux de Paris, Paris 1881, par Brièle).

P. 99, ligne 10 : au lieu de Gallois lire Gavois.

P. 102, ligne 5, lire : Solitude où je sens une douceur secrète.

P. 103, ligne 3. Est-ce cet index qui est actuellement conservé parmi les mss. de la Bibliothèque de la Fac. de Méd. de Paris sous le n° 77 ? Il y a sous cette cote 2 reg. mss, attribués par A. Franklin à L. Morin. En tête, on lit : *Observations de M. Morin, père de M^me la comtesse de la Roche, fameux médecin de Paris*, et à côté : *donné par M^me la comtesse de la Roche*. Ces volumes, couverts d'une écriture très ordonnée, très régulière, nette, serrée, sont pleins de formules pharmaceutiques et de recettes pour diverses maladies, la plupart en latin, quelques-unes en français. Le 2^e vol. renferme aussi de nombreux extraits en langue grecque d'Hippocrate, suivis d'observations personnelles et de remarques en latin. Le t. I compte 146 f^os, le t. II 196 f^os, cotés au verso seulement.

P. 104, ligne 26. — Il existe un très mauvais portrait à l'huile de L. Morin dans la Bibliothèque de la Société d'agriculture, sciences et arts de la Sarthe, au Mans. M. Chardon pense qu'il provient du cabinet Maulny ; ce n'est probablement qu'une maladroite copie d'après la belle effigie gravée en 1696 par Picart.

P. 105, ligne 30, au lieu de Gallois, lire Gavois.

Un pamphlet médical de 1702 (*Logemens des médecins*, par Mattot) donne à L. Morin cette adresse et cette devise fantaisistes : « Louis Morin, rue Trousse-Vache, à la Machine de Marli. Le bien me vient en dormant. »

Voy. sur Morin *Le monde médical parisien au XVIII^e s.*, par le D^r P. Delaunay, Paris. 1906, pp. 400-406.

## VII. F. Poupart.

P. 110, note : au lieu de 1896, lire 1696.

P. 112, ligne 28. Sur l'abbé Bourdelot voy. D^r J. Barraud, *Promenade d'un médecin à travers l'histoire*, Paris, 1906, pp. 177-201 : Christine de Suède et Bourdelot.

## IX. Lepelletier de la Sarthe.

P. 133, ligne 33 : au lieu de Gourand, lire Gouraud.

P. 134, ligne 8 : ajouter : en 1837, la mort de Desgenettes laissa vacante la chaire d'hygiène de la Faculté de Paris. Lepelletier s'inscrivit parmi les concurrents, puis se retira.

# TABLE DES MATIÈRES




Poitiers. — Imp. Blais et Roy, 7, rue Victor-Hugo, 7.

www.ingramcontent.com/pod-product-compliance
Lightning Source LLC
LaVergne TN
LVHW010957180726
843502LV00004B/1237